Barihely Bienvenido

Factores sociofamiliares associados ao consumo de cannabis

Barihely Bienvenido

Factores sociofamiliares associados ao consumo de cannabis

visto na unidade psiquiátrica de Morafeno
Antsiranana

Imprint

Any brand names and product names mentioned in this book are subject to trademark, brand or patent protection and are trademarks or registered trademarks of their respective holders. The use of brand names, product names, common names, trade names, product descriptions etc. even without a particular marking in this work is in no way to be construed to mean that such names may be regarded as unrestricted in respect of trademark and brand protection legislation and could thus be used by anyone.

Cover image: www.ingimage.com

This book is a translation from the original published under ISBN 978-620-6-72027-0.

Publisher:
Sciencia Scripts
is a trademark of
Dodo Books Indian Ocean Ltd. and OmniScriptum S.R.L publishing group

120 High Road, East Finchley, London, N2 9ED, United Kingdom
Str. Armeneasca 28/1, office 1, Chisinau MD-2012, Republic of Moldova, Europe
Printed at: see last page
ISBN: 978-620-8-04215-8

DEDICATÓRIAS E AGRADECIMENTOS

Dedico esta tese :
A DEUS TODO-PODEROSO
"Não eu, mas a graça de Deus que está comigo". 1 Coríntios 15:10
Em memória do meu avô BARIHELY Tombolahy e da sua mulher SAKINA
Georgette

"Ny hazo no vanon-kolakana, ny tany naniriany no tsara".
"Sei que terias orgulho em mim se ainda estivesses neste mundo.

Aos meus queridos pais

"A quem devo tudo! Por todos os sacrifícios que tiveram de fazer para ter um
filho

médico".
"O teu maior desejo sempre foi o meu sucesso".

Para a minha família

"Obrigado por todo o vosso apoio moral e financeiro. Obrigado a todos aqueles
que sempre estiveram ao meu lado.

A toda a minha turma KINTANA

"Os meus sinceros agradecimentos".

NA CAPELANIA DA UNIVERSIDADE CATÓLICA EM ANTSIRANANA

"Levanta-te e resplandece". Isaías 60:1

À ASSOCIAÇÃO DE ESTUDANTES MAHAVAVY

"Ambilobe tsy lany olo-manga".

À Doutora TONINA Roxane

"Muito obrigado por toda a sua ajuda e conselhos durante a minha tese".

Doutor RAHARIVELO Adeline

- Professor de Ensino Superior e Investigação em Psiquiatria na Faculdade de
Medicina de Antananarivo.
- Vice-diretor da Faculdade de Medicina de Antananarivo.

- Diretor do Hospital Universitário Joseph Raseta Befelatanana de Antananarivo.
- Chefe da Unidade de Psiquiatria do Hospital Joseph Raseta Befelatanana

Antananarivo.

Apesar das suas pesadas responsabilidades e das suas muitas obrigações, tem deu-me a grande honra de aceitar orientar esta tese.

Muito obrigado. Por favor, aceite a nossa sincera gratidão.

Doutor RAKOTOARISOA Andriarimanana Hery Nirina

- Professor de Ensino Superior e Investigação em Otorrinolaringologia e Cirurgia Cervicofacial na Faculdade de Medicina de Antsiranana.
- Chefe do Departamento de Otorrinolaringologia e Cirurgia Cervicofacial no Centre Hospitalier Universitaire de Place Kabary Antsiranana.

Doutora RANDRIAMBOLOLONA Domoina Malala Aurélia

- Professor associado de Obstetrícia e Ginecologia na Faculdade de Medicina

de Antsiranana.

- Diretor do Centre Hospitalier Universitaire de Place Kabary Antsiranana.
- Chefe do Serviço de Ginecologia e Obstetrícia do Hospital Universitário Tanambao I de Antsiranana.

"Deram-nos a honra de fazer parte do júri do nosso trabalho. Aceitem os nossos sinceros agradecimentos e respeito.

AO NOSSO RELATOR DE TESE

Doutor ZANADAORY

- Docente do ensino superior e da investigação.

- Antigo Diretor da Faculdade de Medicina de Antsiranana.

- Diretor de Psiquiatria na Morafeno Antsiranana.

"Quem nos inspirou a escrever esta tese. Guiou-nos com sinceridade e bondade durante a realização deste trabalho. Queira aceitar a expressão do nosso mais profundo respeito e admiração."

AO NOSSO MESTRE E DIRECTOR DA FACULDADE DE MEDICINA DE ANTSIRANANA

Madame le Docteur RAZAFINDRAZANANY Nelly Félicienne As nossas mais respeitosas homenagens.

A TODOS OS NOSSOS MESTRES E PROFESSORES DA FACULDADE DE MEDICINA DE ANTSIRANANA

E MÉDICOS HOSPITALARES

Os nossos respeitosos agradecimentos em reconhecimento do ensino que nos deram ao longo de tantos anos.

A TODO O PESSOAL ADMINISTRATIVO E TÉCNICO DA FACULDADE DE MEDICINA

D'ANTSIRANANA

Os nossos sinceros agradecimentos.

A TODOS OS MÉDICOS E PESSOAL DO SERVIÇO DE PSIQUIATRIA DA MORAFENO ANTSIRANANA

Os nossos mais sinceros agradecimentos.

A TODOS AQUELES QUE, DIRECTA OU INDIRECTAMENTE, CONTRIBUÍRAM PARA A ELABORAÇÃO DO PRESENTE RELATÓRIO.

TESE

Os nossos sinceros agradecimentos.

ÍNDICE

INTRODUÇÃO

A cannabis é uma planta estupefaciente [1]. De acordo com a OMS [2], é uma das substâncias ilícitas mais utilizadas em todo o mundo. Em 2013, estimava-se que 181,8 milhões de pessoas com idades compreendidas entre os 15 e os 64 anos tinham consumido cannabis pelo menos uma vez na vida. O seu consumo é um verdadeiro problema de saúde pública e parece interessar particularmente os jovens. Em Madagáscar, ainda não existem números exactos que reflictam a prevalência do consumo de cannabis, apesar da devastação causada por este produto. Mas o que é certo é que o nosso país não é certamente poupado a este problema. A juventude é um período de experimentação, muitas vezes incluindo a experimentação de drogas, especialmente porque os jovens são um grupo particularmente vulnerável e impressionável. O ambiente urbano é um fator que favorece o consumo de drogas. O consumo de cannabis parece estar particularmente difundido entre a população ativa, em comparação com os desempregados e as pessoas com um baixo nível de escolaridade [3]. O consumo de substâncias psicoactivas pelos pais e pelos pares e a sua aprovação desse consumo é o principal antecedente social do consumo de cannabis pelos adolescentes [4]. Outros factores incluem a rutura das relações familiares, a separação dos pais, perturbações psiquiátricas na família e adolescentes desviantes [5]. Os factores psicológicos que precedem o consumo de cannabis incluem dificuldades escolares, traços de personalidade como a procura de sensações ou de novidades, agressividade, impulsividade, baixa autoestima e perturbações psiquiátricas como perturbações de ansiedade e depressivas, perturbações de conduta, hiperatividade e personalidade borderline [4].

Um estudo realizado no departamento psiquiátrico de Antsiranana em 2018 mostrou que a cannabis é o produto ilícito mais consumido, com uma taxa de 88,81% em comparação com outras substâncias [6]. O abuso deste produto coloca sérios problemas à sociedade e mesmo ao Estado. O nosso trabalho teve por objetivo descrever os factores sociofamiliares associados ao consumo abusivo de cannabis e avaliar os tipos de substâncias associadas à cannabis. O nosso trabalho está dividido em três partes: a primeira é dedicada à informação de base, a segunda à metodologia e resultados e a última à discussão e sugestões.

PRIMEIRA PARTE

ANTECEDENTES

I- HISTÓRIA DA CANÁBIS

I.1. História do homem e da canábis

A cannabis é a droga ilícita mais utilizada, com um consumo ocasional, raramente abusivo e estável [7]. A planta é originária da Ásia Central e é também conhecida como sativa indica ou cânhamo indiano. O homem utiliza-a desde o início dos tempos pelas suas propriedades medicinais (antiespasmódicas, analgésicas, etc.) e também pelas suas propriedades euforizantes, descobertas na Índia em 2000 a.C.. Foi introduzido na Europa no século XIX, trazido por viajantes da Índia para Inglaterra, e desde então o seu uso espalhou-se por todo o mundo, tornando-se a substância ilícita mais consumida [8].

I.2. Enquadramento legal em Madagáscar

No passado, os antepassados "malgaxes" fumavam canábis. O rei Andrianampoinimerina promulgou sentenças severas proibindo formalmente as plantações de canábis nos territórios do seu reino. Mas, sem o conhecimento do rei, a população consumia-a na mesma. No século XIX, as Cartas das Colectividades Tradicionais das Terras Altas condenavam o uso da cannabis [9]. A Portaria n. 145/ CG de 23 de maio de 1958 reitera a proibição do cultivo e da posse de cannabis. Estes textos foram revogados pelo Despacho n. 60-073 de 28 de julho de 1960, ele próprio revogado pela Lei n.º 97-039 de 4 de novembro de 1997 relativa ao controlo dos estupefacientes e das substâncias psicotrópicas em Madagáscar. A cultura da papoila do ópio, da coca e da cannabis é proibida no território nacional e o proprietário, o explorador ou o ocupante, seja a que título for, de um terreno utilizado para fins agrícolas ou outros fins, é obrigado a destruir as plantações que aí se desenvolvam [10].

II- NEUROBIOLOGIA DA CANÁBIS

II.1. Apresentação da cannabis

É uma planta herbácea pertencente à família das Cannabaceae, com folhas cortadas em 5 a 7 caracteres lanceolados, dentados e em forma de leque. As suas folhas têm pêlos que segregam uma resina rica em delta9 tetrahidrocanabinol (Δ^9 THC), que é o ingrediente ativo responsável pelos efeitos psicoactivos da cannabis [11].

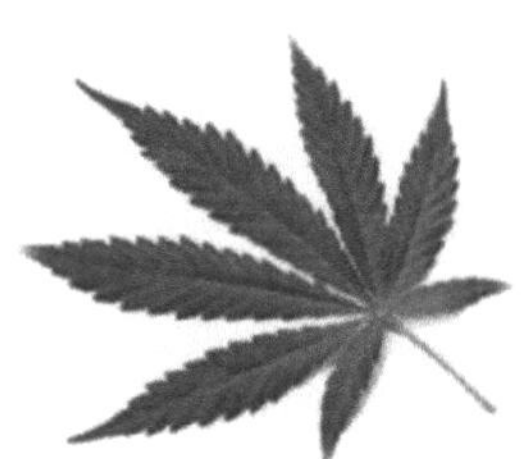

Figura 1: Folha de cannabis

II.2. Metabolismo

A absorção do Δ9-THC é rápida porque é altamente lipofílico. Após inalação ou administração oral, cerca de 15 a 50% do delta9 THC é absorvido muito rapidamente e passa para a corrente sanguínea. A concentração sanguínea máxima, dependente da dose, é atingida 7 a 10 minutos após a inalação. O delta9 THC absorvido é depois metabolizado nos microssomas hepáticos para produzir os seguintes compostos [11-14]:

- O 11-hidroxi-tetrahidrocanabinol é um metabolito psicoativo.
- O 8 -beta hidroxi delta9 tetrahidrocanabinol é potencialmente psicoativo, mas a sua contribuição para os efeitos da cannabis é negligenciável devido à sua concentração muito baixa e ao seu metabolismo muito rápido.

- 8 beta-11-dehydroxy-delta9-tetrahydrocannabbinol e 8-α-hydroxydelta9-tetrahydrocannabinol, que não são psicoactivos.

Devido à sua natureza lipofílica, o THC é muito rapidamente absorvido pelos tecidos gordos e ricamente vascularizados, como o fígado e o cérebro. Segue-se um processo de eliminação muito lento, em que o consumo de um charro deixa o THC no cérebro durante uma semana.
É eliminada por várias vias e, independentemente do modo de consumo, a eliminação é sempre muito lenta, principalmente através do trato digestivo, com 65-80% por via fecal e 20-35% por via urinária. A taxa de eliminação varia de indivíduo para indivíduo, com uma semi-vida média de 2 a 8 dias, mas depende principalmente da dose ingerida e da frequência de utilização.

II.3. Receptores canabinóides

A descoberta do THC como princípio ativo da canábis, em 1964, levou à descoberta dos receptores canabinóides. Existem dois destes receptores: Os receptores CB1 e os receptores CB2 [15-17]:
- Os receptores CB1 foram isolados do cérebro de ratos em 1988. Encontram-se sobretudo a nível central, especialmente no córtex, hipocampo, amígdala e gânglios basais.

- Os receptores CB2 foram isolados das células dos mielócitos em 1993. São pouco numerosos a nível central, à exceção da amígdala, mas estão sobretudo localizados no sistema imunitário (linfócitos, baço, leucócitos, etc.) e parecem ser responsáveis pelos efeitos imunomoduladores dos canabinóides. A estimulação dos receptores CB1 ativa numerosas vias de sinalização intracelular no sistema nervoso central e regula a função dos canais de cálcio e inibe certos canais de cálcio, reduzindo assim a excitabilidade neuronal. Esta regulação dos canais iónicos e a localização pré-sináptica dos receptores CB1 explicam os efeitos inibitórios dos canabinóides na libertação de neurotransmissores.

II.4. Ligandos para os receptores endocanabinóides

Atualmente, são conhecidos três tipos de ligandos [18,19]:

- Existem muitos ligandos exógenos naturais, representados pelos canabinóides identificados na planta cannabis sativa - mais de 60 de acordo com a literatura - mas o delta 9 THC é o mais ativo, responsável pelos efeitos psicoactivos da cannabis.
- Ligandos endógenos, derivados dos ácidos gordos, nomeadamente do ácido araquidónico. Os principais endocanabinóides são a araquidoniletanolamida, conhecida como anandamida, e o 2-araquidonoil-glicerol ou 2-AG. A anandamida está presente em várias zonas do cérebro humano (hipocampo, tálamo, cerebelo e striatum), enquanto o 2-AG foi também identificado no cérebro e no baço. A sua libertação após uma estimulação pós-sináptica ativa os receptores canabinóides.
- Por último, outros ligandos sintéticos ou canabinóides.

II.5. Influência da cannabis no sistema dopaminérgico

No caso particular do núcleo accumbens, a estrutura que contém o sistema de recompensa e de dependência, os receptores CB1 estão posicionados nos neurónios gabaérgicos. A sua estimulação conduz, portanto, a uma redução da secreção do neurotransmissor GABA no espaço sináptico. O grande número de neurónios dopaminérgicos presentes nesta zona, que são normalmente inibidos no estado basal pelo GABA (figura 1), verão a sua inibição levantada, aumentando assim a secreção de dopamina, o que pode explicar o efeito comportamental e viciante da cannabis [19].

Figura 2. Diagramas que mostram o efeito da estimulação dos receptores canabinóides pré-sinápticos (CB1) pelo THC

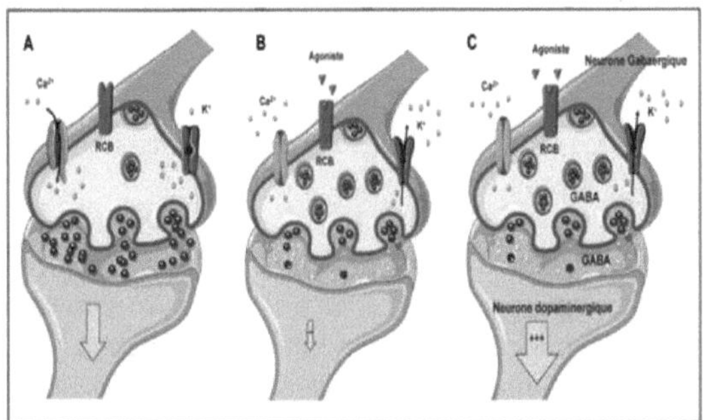

Fonte : Alvarez. JL, Pape. E, Stanislas GD, knapp. A. Canabinóides sintéticos: Aspectos farmacológicos.TOXAC 2014. [19]

A. Sinapse neuronal no estado basal

B. Sinapse neuronal após estimulação do BCR1, resultando numa diminuição da libertação de neurotransmissores no espaço sináptico, o que leva a uma diminuição da excitabilidade geral do neurónio.

C. Caso especial do núcleo accumbens. A estimulação do RCB1 está na origem da diminuição do GABA, levando a um aumento da libertação de dopamina.

II.6. Dosagem

Até ao final da década de 1970, os canabinóides só eram detectados na urina, uma vez que os outros métodos disponíveis não eram muito específicos ou sensíveis. Só com o desenvolvimento de métodos cromatográficos mais sensíveis e mais específicos é que o delta-9 HC e os seus metabolitos puderam ser identificados e medidos noutros meios [18].

Atualmente, é possível medir a cannabis em vários meios biológicos (sangue, urina, saliva, cabelo, suor, etc.). A escolha do(s) meio(s) depende do contexto e do objetivo da investigação [11,20] :

▪ Sangue
É o fluido biológico mais adequado no contexto forense (acidentes rodoviários) para confirmar o consumo recente de canábis.
Vantagens: - As análises ao sangue permitem distinguir entre os ingredientes activos e os metabolitos não activos.
- Estimar o tempo decorrido entre a última bebida e a análise ao sangue.

- Excelente sensibilidade porque o limite de deteção é de 0,4 ng/ml.

Técnicas: a cromatografia gasosa com deteção por espetrometria de massa ou GC-MS é atualmente o método mais fiável. Este método é validado e recomendado pela Sociedade Francesa de Toxicologia Analítica no contexto da segurança rodoviária.

No sangue, as concentrações de THC permanecem geralmente detectáveis 6 a 12 horas após a inalação, no caso de utilizadores ocasionais, e até 24 a 48 horas, no caso de utilizadores regulares.

▪ Urina

Continuam a ser a amostra mais adequada para a deteção rápida do consumo de cannabis, sendo frequentemente utilizadas em acidentes rodoviários, testes de despistagem de drogas no local de trabalho, monitorização de toxicodependentes e campanhas antidopagem.

Técnica: técnica enzimática ou EMIT (enzymultiplied immuassay technique), imunopolarização por fluorescência.

Vantagem: resposta rápida em 5 a 10 minutos. Limiar de deteção: 50ng. Após uma dose única de THC, o teste de urina é geralmente positivo logo na segunda hora e mantém-se positivo durante 5 a 7 dias, mas por vezes até 12 dias. Com a utilização repetida, o tempo de deteção do THC e dos seus metabolitos na urina aumenta para mais de 2 meses.

▪ Saliva

A excreção de canabinóides da corrente sanguínea para a saliva é, de facto, muito baixa ou inexistente; trata-se mais de uma questão de sequestro na boca e nos dentes durante a inalação. As concentrações são muito elevadas nos minutos que se seguem à inalação, sendo geralmente superiores a 1000 µg/l. Este nível diminui muito rapidamente, mas não deixa de ser um fenómeno de risco. Este nível diminui muito rapidamente, mas permanece detetável durante 4 a 6 horas, ou mesmo 10 horas no caso de doses elevadas por inalação.

▪ Suor

É um ambiente inadequado para a investigação, uma vez que está exposto à contaminação externa.

▪ Cabelo

As concentrações de THC são da ordem de alguns nanogramas por miligrama de cabelo, o que exige a utilização de técnicas cromatográficas de alto desempenho. Vantagens: pode ser utilizado para determinar a cronicidade e o nível de consumo, bem como para controlar a abstinência, o que o torna útil para fins de medicina legal, medicina do trabalho e antidopagem.

III- EPIDEMIOLOGIA

III.1. Opinião geral sobre o consumo de drogas

Em 2015, cerca de 246 milhões de pessoas com idades compreendidas entre os 15 e os 64 anos tinham consumido drogas em 2013, o que representa um aumento de 3 milhões de indivíduos em relação ao ano anterior, mas, devido ao aumento da população mundial, pensa-se que o consumo de drogas se manteve estável. O interesse por este tema parece óbvio se considerarmos que mais de um consumidor de droga em cada dez é um consumidor problemático de droga, ou seja, tem problemas relacionados com o consumo de droga, tanto somáticos como psicológicos [21]. Em 2010, a prevalência de consumidores de droga problemáticos foi estimada entre 10 e 13% [22]. Em 2014, o número de consumidores de droga aumentou para 250 milhões entre as pessoas com idades compreendidas entre os 15 e os 64 anos, e pensa-se que cerca de 207400 mortes, ou seja, 43,5 mortes por milhão de habitantes, estejam ligadas ao consumo de droga [23].

A cannabis continua a ser, de longe, a droga mais consumida no mundo, segundo o UNODC no seu relatório de 2004 [24].

III.2. Consumo de canábis

III.2.1. População

III.2.1.1. A nível mundial

A cannabis não só é a substância ilícita mais utilizada no mundo, como é também a principal substância psicoactiva consumida durante a adolescência. Em 2011, estimava-se que cerca de 42% dos jovens de 17 anos teriam fumado canábis pelo menos uma vez na vida, com uma elevada prevalência no sexo masculino [25].

De acordo com o relatório europeu sobre drogas de 2017, cerca de 17,1 milhões de jovens europeus com idades compreendidas entre os 15 e os 34 anos fumaram canábis no último ano, com predominância do sexo masculino, e a idade média de iniciação foi de 16 anos [26]. Em 2004, o UNODC estimou que 146,2 milhões de pessoas, ou seja, 3,7% da população com idades compreendidas entre os 15 e os 65 anos, tinham consumido cannabis pelo menos uma vez na vida [24]. Este número tende a aumentar ao longo dos anos: em 2009, segundo o UNODC, havia cerca de 190 milhões de consumidores de cannabis no mundo [27], e 119-224 milhões de consumidores de cannabis em 2010 [22].

III.2.1.2. Em África

Em 2005, a África era considerada um dos maiores consumidores mundiais de canábis, com uma taxa de prevalência de 7,7%, ou seja, 38,20,000 da população com idades compreendidas entre os 15 e os 64 anos, e uma taxa muito superior a 3,8% dos consumidores mundiais [28]. Em 2010, a taxa anual de prevalência do consumo de droga foi estimada entre 5,2 e 13,5% da população com idades compreendidas entre os 15 e os 64 anos [22].

III.2.1.3. A Madagáscar

Em 2016, foi realizado um estudo no serviço de psiquiatria do CHU Joseph Raseta Befelatanana, com o objetivo de identificar os factores sociodemográficos e clínicos associados ao consumo de cannabis. Este estudo mostrou que, entre os 201 pacientes que apresentaram transtornos psicóticos, 40% já tinham usado cannabis pelo menos uma vez na vida [29]. Em 2013, 13,75% dos 600 estudantes do ensino secundário já tinham consumido canábis ao longo da vida, de acordo com um estudo realizado em 6 escolas secundárias da cidade de Antananarivo para determinar o perfil epidemiológico do consumo de drogas entre os estudantes do ensino secundário [30].

III.2.2. População psiquiátrica

A associação entre "perturbação psiquiátrica" e "consumo de cannabis" é mais frequente do que na população em geral [31]. Diz-se mesmo que as pessoas que sofrem de perturbações psiquiátricas consomem cerca de duas vezes mais substâncias psicoactivas do que a população em geral. De acordo com um estudo de Thomas et al, 47% das pessoas com esquizofrenia têm uma história de abuso de substâncias, em comparação com 13,5% a 17% da população em geral [32,33]. Esta associação é como uma faca de dois gumes, porque se o objetivo da toma deste produto era aliviar os sintomas [34], de acordo com alguns estudos, é um fator que agrava a doença e pode mesmo piorar o prognóstico. A prevalência média do consumo de canábis nestes doentes é de 40% [35].

IV- CONSUMO

IV.1. Início do consumo

Os agentes socioeducativos concordam que observam o início do consumo por volta dos 15 anos. As circunstâncias em que os jovens iniciam o consumo são também variadas: ou numa festa, ou com amigos mais velhos, ou com o irmão mais velho ou com o irmão mais velho de um amigo, ou com amigos ou com amigos do bairro, ou com o namorado mais velho, no caso das jovens. As motivações da primeira utilização são sobretudo festivas e experimentais, ligadas a grupos e a pares. Por outro lado, uma caraterística comum caracteriza o início do consumo de todos: os primeiros charros são oferecidos por outros, nunca comprados pelos novos utilizadores [36].

IV.2. Frequência e quantidade de consumo

Akré et al. relataram num estudo que 16 consumidores diários fumavam vários charros por dia. Alguns começaram a fumar de manhã, outros à hora do almoço e outros fumaram apenas à noite, quando saíram da escola ou do trabalho e foram para a cama. O seu consumo aumenta aos fins-de-semana e durante as férias, ou seja, nos períodos de convívio com os seus pares [36].

IV.3. Modo adotado

Existem várias formas de consumir canábis [37] :
- Inalação: quer através da inalação de fumo, como o de charros e cachimbos, quer através da inalação de vapores de cânhamo utilizando um vaporizador.
- Oral, sob a forma de comprimido ou de óleo.

- Via sublingual em forma de spray.

- Aplicado na pele sob a forma de creme.

v- FACTORES DE VULNERABILIDADE

Nenhum fumador nasce fumador. É preciso procurar sempre os factores que desencadeiam esta tendência. Alguns dos chamados factores de vulnerabilidade foram identificados com base nos resultados de estudos e são agrupados em 2 grupos: factores individuais e factores ambientais [38-40] :

V.1. Factores de risco individuais

O quadro seguinte (Quadro I) resume os vários factores individuais que podem ser responsáveis pelo consumo de drogas.

Quadro I. Factores de risco individuais (traços de personalidade, temperamento, comportamento)

Traits de personnalité	Tempérament	Comportement
-Faible estime de soi	-Faible évitement du danger	-Tendance agressive
-Timidité	-Faible niveau de sociabilité -	
-Autodépréciation	Niveau élevé de recherche de nouveautés	-Turbulent
-Réactions émotionnelles excessives		- Impulsivité
-Difficultés à faire face à certains évènements	-Retour lent à l'équilibre après un stress	
-Difficultés à avoir des relations stables		
-Difficultés à résoudre les problèmes interpersonnels		
-Psychotasisme (attitude antisociale, haut degré d'hostilité, rejets des normes culturelles)		

Para além dos traços de personalidade, do temperamento e do comportamento, existem outros factores :

▪ Acontecimentos da vida
Os acontecimentos da vida, como o luto, as separações, os maus tratos, os abusos sexuais, a falta de alojamento e as doenças somáticas graves desempenham um papel importante no aparecimento da toxicodependência.

▪ Comorbilidades psiquiátricas
De acordo com estudos realizados neste domínio, a existência de uma patologia psiquiátrica aumenta o risco de desenvolver abuso ou dependência de uma substância psicoactiva por um fator de 2. Na maioria dos casos, estas perturbações precedem o consumo de drogas e podem incluir perturbações do humor (depressão, perturbação bipolar), perturbações de ansiedade (fobia, perturbação de ansiedade generalizada, perturbação de stress pós-traumático), perturbações alimentares, perturbações de conduta ou perturbação de défice de atenção e hiperatividade.

V.2. Factores de risco

V.2.1. Factores familiares

Pensa-se que o funcionamento intrafamiliar, os laços familiares e o estilo de educação parental (negligente, rejeitador, permissivo) desempenham um papel importante na génese do consumo de substâncias ilícitas nas crianças. Para além disso, o consumo de substâncias ilícitas por um dos progenitores, sobretudo a mãe, a tolerância familiar ao consumo de substâncias e a violação das regras familiares aumentam a probabilidade de as crianças e adolescentes consumirem substâncias ilícitas.

V.2.2. Factores sociais

▪ Ambiente sociocultural

A rutura, a exclusão da escola e a falta de apoio educativo deixam as crianças e os adolescentes entregues a si próprios, sem referências nem barreiras protectoras, tornando-os vulneráveis às tentações exteriores, nomeadamente dos amigos. A perda de referências sociais como o desemprego, a pobreza, a precariedade, a falta de valores morais e a marginalização estão fortemente correlacionadas com o consumo de substâncias psicoactivas.

▪ Os nossos amigos
A partir da adolescência, a influência dos pais no consumo de substâncias diminui, enquanto a dos pares aumenta consideravelmente. De facto, a experimentação de substâncias na adolescência depende em grande medida dos amigos que as consomem. Além disso, o início do consumo de substâncias é muito mais suscetível de ser influenciado por um amigo próximo do que por um desconhecido.

VI- CANÁBIS E PERTURBAÇÕES PSIQUIÁTRICAS

A cannabis é responsável por manifestações clínicas como a embriaguez induzida pela cannabis, perturbações psicóticas, síndrome amotivacional, perturbações de ansiedade, perturbações cognitivas, perturbações depressivas e suicídio.

VI.1. Embriaguez canábica

Trata-se de uma verdadeira experiência psicótica, cujas manifestações são função da dose ingerida, como mostra o quadro 2 [41].

Tabela II. Apresentação clínica em função da dose

A faible dose < 50µg/kg	Forte dose > 200µg/kg
Sentiment d'euphorie	Etats de dépersonnalisation
Modifications des perceptions du temps	Déréalisation
Modification de la perception de l'espace et de la personnalité	Distorsion
	Illusions visuelles et auditives
	Etats confuso-oniriques

VI.2. perturbação psicótica

A cannabis pode dar origem a perturbações psicóticas que se caracterizam pela rapidez do seu aparecimento, pela associação a perturbações comportamentais auto e/ou heteroagressivas, por manifestações psicossensoriais auditivas e também visuais, por uma síndrome delirante de tema polimórfico, por desinibição psicomotora e por uma regressão rápida sob tratamento neuroléptico rápido, com crítica do episódio [41].
A questão que se coloca é o papel da cannabis na génese ou no fator precipitante do aparecimento de uma perturbação psicótica num indivíduo com factores de risco pré-mórbidos. Para evitar qualquer confusão, deve ser feita uma distinção entre dois tipos de perturbações psicóticas induzidas pela cannabis: a psicose tóxica e a psicose funcional [42].

➤ Psicose funcional: caracterizada por uma duração mais longa (duas semanas), as caraterísticas clínicas incluem uma síndrome de despersonalização, elementos de hipomania, pensamento desorganizado e, por vezes, alucinações visuais e auditivas. Ocorre em fumadores com factores de vulnerabilidade, como traços de personalidade esquizotímica.
➤ A psicose tóxica dura alguns dias e caracteriza-se por sintomas somáticos, como confusão e desorientação. Ocorre geralmente em utilizadores inexperientes que não são psicóticos.

O consumo de cannabis em pacientes que sofrem de esquizofrenia agrava os sintomas delirantes, alucinatórios e desorganizados. Também piora a evolução da doença a longo prazo, com hospitalizações mais frequentes, má adesão ao tratamento e exclusão social [43].

VI.3. Síndrome amotivacional

A capacidade da cannabis para induzir síndromes amotivacionais foi descrita por Ball em 1894. Esta perturbação combina falta de atividade, indiferença emocional e astenia física e intelectual, com pobreza e abrandamento. Esta síndrome está associada ao consumo contínuo e prolongado da droga, regredindo após algumas semanas ou alguns meses de abstinência [43].

VI.4. Perturbações de ansiedade

Estas são provavelmente as complicações mais frequentes e constituem muitas vezes a razão para a interrupção da intoxicação, mas reaparecem quando se volta a tomar o medicamento. É feita uma distinção entre [44]:

➤ Um ataque de pânico ou "bad trip" é um início súbito de ansiedade paroxística que dura de alguns minutos a algumas horas.

➤ A síndrome de despersonalização é uma perturbação de ansiedade de longa duração, que pode durar de alguns meses a um ano. Caracteriza-se por um sentimento de estranheza com uma experiência de estranheza. Não há sintomas delirantes ou alucinatórios, nem perturbação da linha de pensamento.

VI.5. Perturbações cognitivas

VI.5.1. Comprometimento cognitivo induzido por uma dose única em humanos

Nas 6 horas seguintes ao seu consumo, a cannabis induz problemas de atenção e de memória, nomeadamente de memória de trabalho. Verifica-se também um abrandamento do tempo de reação e uma perturbação das funções executivas, nomeadamente do planeamento e da tomada de decisões [18].

VI.5.2. Perturbações cognitivas induzidas pelo consumo crónico nos homens

O consumo regular de canábis está na origem de perturbações cognitivas duradouras, que dependem da quantidade de canábis consumida, da duração da exposição e da precocidade da primeira dose. Estas perturbações são :

➤ Problemas de atenção e de memória: de acordo com numerosos estudos, o consumo crónico de cannabis (pelo menos uma vez por semana durante pelo menos três anos) está frequentemente associado a problemas cognitivos, em especial a atenção, a memória de trabalho, a memória prospetiva e a memória episódica, com dificuldades de codificação, armazenamento e recordação de informações, bem como problemas de processamento das informações necessárias para a tomada de decisões [18].

➤ Comprometimento das funções executivas: o consumo regular de cannabis está associado a um comprometimento das funções executivas, como o planeamento, as capacidades de adaptação, a capacidade de estabelecer propriedades, a flexibilidade mental, a resolução de problemas e a capacidade criativa [18].

VI.6. Perturbação depressiva e suicídio

De acordo com numerosos estudos, o abuso de canábis aumenta cinco vezes o risco de depressão [45]. Também aumenta significativamente o risco de tentativas de suicídio quando existe uma perturbação psiquiátrica associada [18].

VII- COMPLICAÇÕES SOMÁTICAS DA CANNABIS

Em comparação com a saúde física da população em geral, os consumidores de cannabis estão mais expostos a vários problemas somáticos, cujas consequências variam em função da duração da exposição, como mostra o quadro III [44].

Quadro III. Complicações somáticas da cannabis

Consommation aigue	Consommation chronique
- Cardiovasculaire :	-Cardiovasculaire :
Tachycardie, palpitation,	infarctus de myocarde, artérite.
Hypertension artérielle, fibrillation auriculaire,	
Bloc auriculoventriculaire.	
-Broncho-pulmonaire :	-Broncho-pulmonaire :
bronchodilalation se manifestant par	bronchite chronique (toux chronique,
des toux grasses, wheezing.	expectoration et râles bronchiques).
-Autres :	-Risque de cancer surtout :
mydriase, sècheresse buccale,	cancer broncho-pulmonaire,
hyperémie conjonctivale.	voies aériennes supérieures, langue.

SEGUNDA PARTE
MÉTODOS E RESULTADOS

I- MÉTODOS

I.1. o estudo

O estudo foi efectuado no Departamento de Psiquiatria de Morafeno Antsiranana. O serviço é composto por dois médicos, sendo o chefe um especialista em neuropsiquiatria e o outro um especialista em psiquiatria. A equipa médica é composta por um enfermeiro superior de saúde mental, dois enfermeiros de saúde mental e dois colaboradores de apoio. Os cuidados prestados aos doentes são assegurados por uma coordenação perfeita entre os médicos e os enfermeiros acima referidos. O serviço de psiquiatria de Morafeno dispõe de dois gabinetes médicos, um gabinete do chefe de serviço, uma sala de tratamento, onze enfermarias de internamento, quatro quartos de isolamento e duas casas de banho.

I.2. Tipo de estudo

Trata-se de um estudo retrospetivo, descritivo, transversal e num único centro.

I.3. Período de estudo

Este estudo foi efectuado durante um período de três anos, de 1er janeiro de 2017 a 31 de dezembro de 2019.

I.4. Duração do estudo

Este projeto demorou 16 meses a ser concluído.

I.5. Estudo de população

A população do estudo consistiu em todos os pacientes com canabismo hospitalizados na enfermaria psiquiátrica durante o período do estudo.

I.6. Critérios de inclusão

- Foram incluídos neste estudo todos os doentes hospitalizados que consumiram cannabis no local do estudo durante o período de estudo, com registos completos e bem preenchidos.

I.7. Critérios de não inclusão

- não foram incluídos os doentes não canabolizados hospitalizados por outros motivos.

I.8. Critérios de exclusão

- Foram excluídos os doentes hospitalizados por consumo de cannabis com registos incompletos ou incorretamente preenchidos.

I.9. Tamanho da amostra

A amostragem foi exaustiva.

I.10. As variáveis estudadas

As variáveis estudadas foram as seguintes:

- Dados sociofamiliares: idade, sexo, profissão, nível de escolaridade, estado civil do doente e dos pais, irmãos, antecedentes criminais, parentalidade, hábitos de droga do tutor, grupo frequentado, campanha de educação sobre a cannabis.
- Dados sobre o canábis: idade de início, método de consumo, motivo do consumo, duração do consumo, substâncias associadas ao canábis.
- Dados clínicos: motivo de admissão, manifestações clínicas, antecedentes psiquiátricos.

I.11. Método de recolha de dados

Os materiais de estudo consistiram em :

- Registos clínicos de pacientes que consumiram canábis que foi encontrada na sua história tóxica
- Registo de doentes internados
- Registo de alta dos doentes

I.12. Análise dos dados

Os dados foram recolhidos utilizando um formulário de inquérito pré-estabelecido (ver anexo) e processados utilizando o software Microsoft ® Office Excel 2016.

I.13. Determinação da dimensão da amostra

Como a amostragem foi exaustiva, não calculámos o tamanho da amostra, mas estabelecemos um número mínimo de 30 doentes a incluir.

I.14. Limites do estudo

Este estudo limitou-se aos pacientes internados no serviço de psiquiatria da Morafeno Antsiranana. Não reflecte todos os factores sócio-familiares da população geral de Antsiranana. Do mesmo modo, o recrutamento dos pacientes baseou-se unicamente na observação médica e não em provas biológicas.

I.15. Considerações éticas

O respeito pela confidencialidade foi primordial, e os dados foram mantidos confidenciais. guardados em papel num local fechado e inacessível a outras pessoas. O sigilo médico foi preservado na medida em que os nomes dos doentes não foram incluídos no estudo.

II- RESULTADOS

II-1-Dados globais

Quadro IV. Repartição dos doentes admitidos no serviço.

	Número de trabalhadores (n)	Percentagem (%)
Pacientes internados	551	100
Doentes com canabinóides	137	24,9
Doentes selecionados	88	16

Identificámos 551 doentes internados na enfermaria de psiquiatria durante o período do estudo, dos quais 88 foram incluídos.

II-2- Dados sócio-familiares II-2-1- Idade
II-2-1-1- Idade média

A idade média dos nossos doentes era de 24,43 anos, com um desvio padrão de 5,02. O doente mais novo tinha 14 anos e o mais velho 45.

II-2-1-2- Repartição por grupos etários :

Quadro V. Repartição dos doentes por grupo etário

Faixa etária (anos)	Número de trabalhadores (n)	Percentagem (%)
≤15	2	2,3
16-20	28	31,9
21-25	25	28,4
26-30	22	25
31-35	7	7,9
36-40	1	1,1
41-45	3	3,4
Total	88	100

O grupo etário 16-20 anos foi o mais representado, com 31,9%.

II-2-2-Distribuição por género

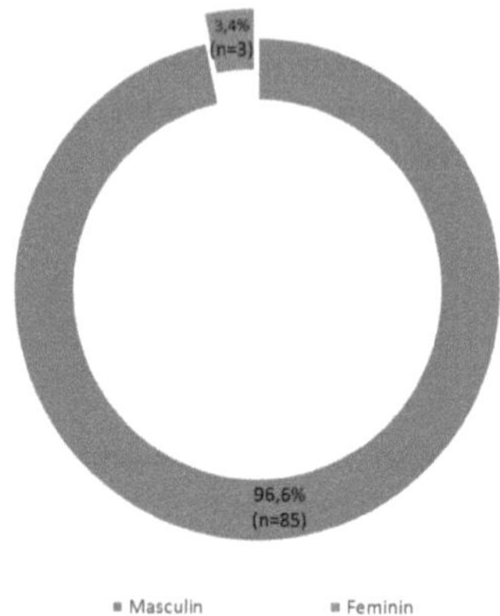

Figura 3: Distribuição dos doentes por género.

A figura mostra que 96,6% dos consumidores são do sexo masculino.

II-2-3- Repartição por atividade

II-2-3-1-Por profissão dos consumidores

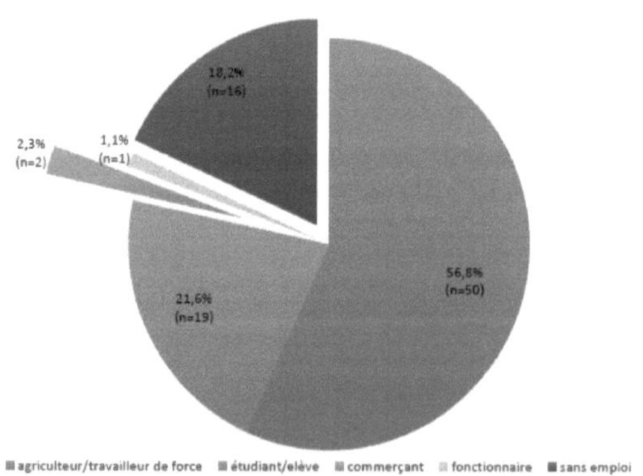

Figura 4: Repartição dos consumidores por profissão.
Os agricultores e os trabalhadores forçados constituíam 56,8% das nossas
amostras.

II-2-3-2- De acordo com a atividade profissional dos pais ou tutores dos consumidores

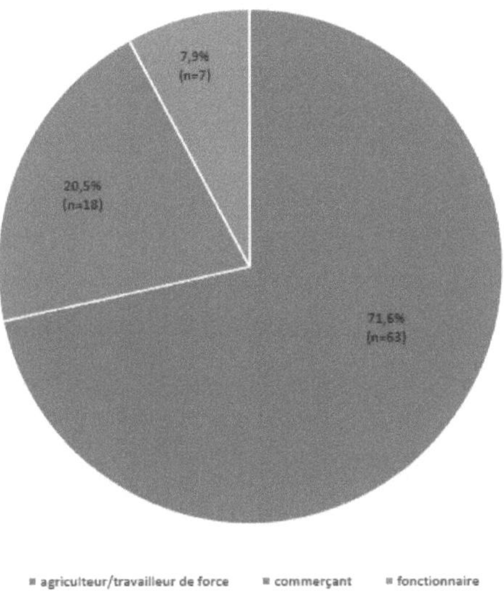

Figura 5: Repartição por profissão dos pais ou tutores dos consumidores.
Entre os consumidores selecionados no nosso estudo, 71,6% dos seus pais tinham
sido agricultores ou trabalhadores forçados.

II-2-4-Distribuição por nível de estudos

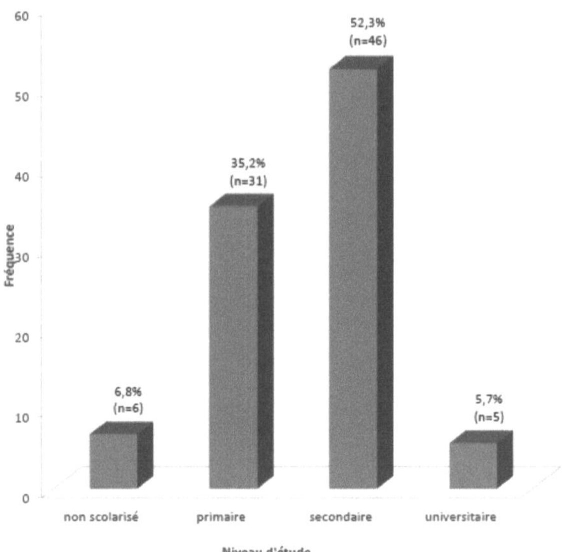

Figura 6. Distribuição dos pacientes por nível de estudo.
Quarenta e seis (46) ou 52,3% dos consumidores de cannabis tinham concluído o ensino secundário.

II-2-5- Discriminação por estado civil

II-2-5-1- Por estado civil dos doentes

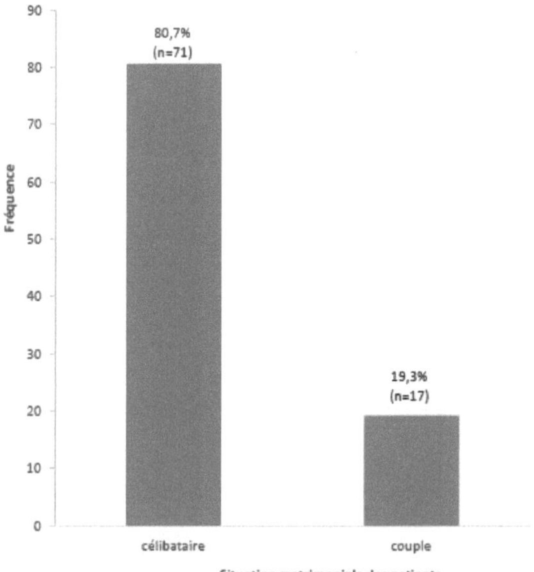

Figura 7: Repartição dos doentes por estado civil.
Os doentes com canabinóides eram solteiros em 80,7% das nossas amostras.

II-2-5-2-De acordo com o estado civil dos pais ou tutores dos consumidores

Dos 88 doentes consumidores de cannabis, 63,6% (n=56) viviam em famílias monoparentais e 36,4% (n=32) em famílias biparentais.

II-2-6-Distribuição de acordo com a parentalidade

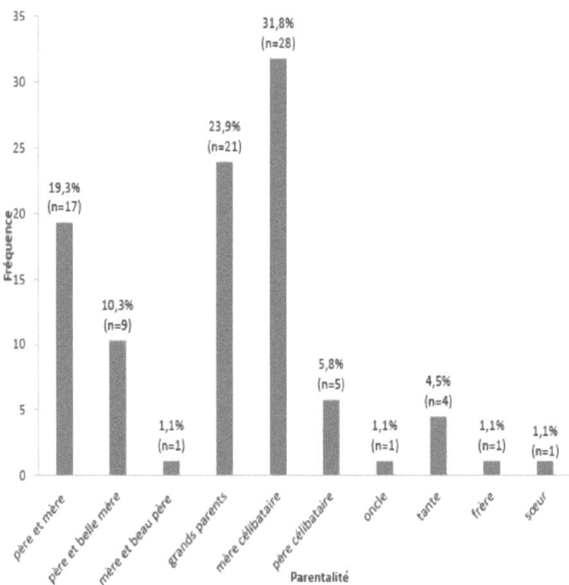

Figura 8: Distribuição dos pacientes de acordo com a parentalidade.
Dos 88 pacientes, 31,8% tinham mães solteiras.

II-2-7-Distribuição por irmãos II-2-7-1-Classificação por irmãos

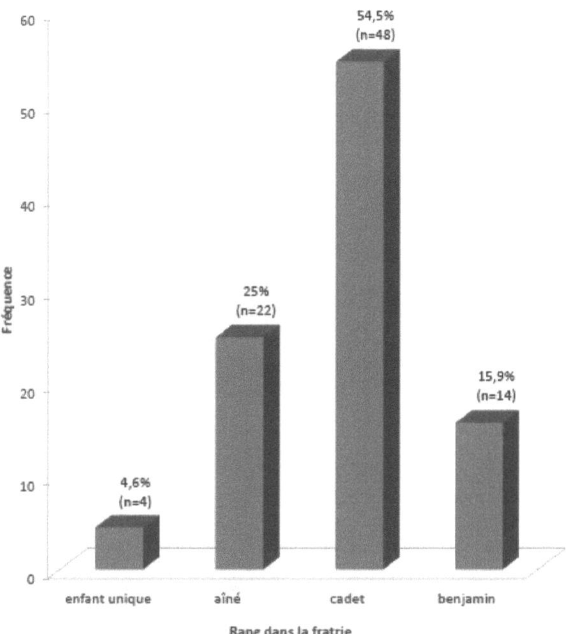

Figura 9: Distribuição dos doentes de acordo com o grau de parentesco.
Os cadetes foram os mais afectados, com uma taxa de 54,5%.

II-2-8- Repartição por registo criminal

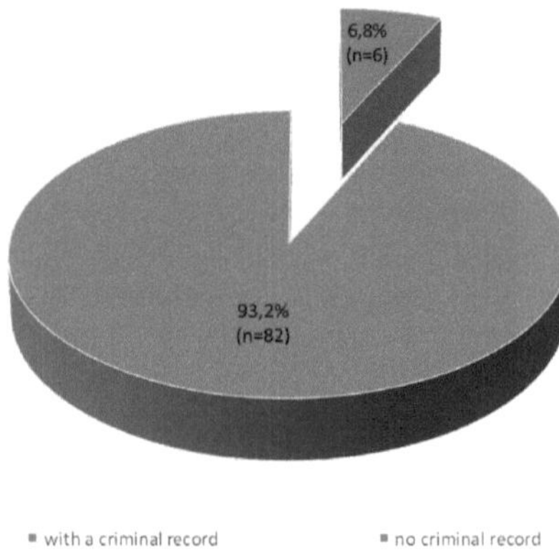

Figura 10: Repartição dos doentes por registo criminal.
Oitenta e dois (82), ou seja, 93,2% dos utentes, não tinham antecedentes médicos ou legais.

II-2-9- Hábitos tóxicos dos pais ou tutores

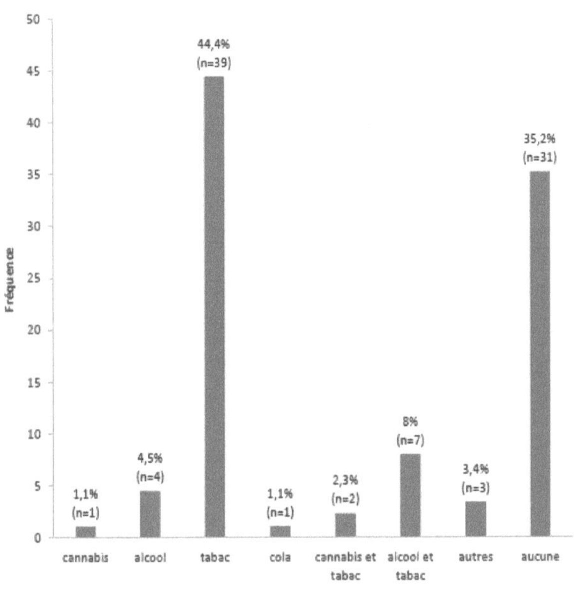

Figura 11: Distribuição dos hábitos tóxicos dos pais

Trinta e nove (39) ou 44,4% dos pais dos consumidores eram fumadores.

II-2-10- Repartição por grupo frequentado e modo de consumo
II-2-10-1-Grupo frequentado

Tabela VI. Distribuição dos pacientes por grupo atendido.

Grupo atendido	Número de trabalhadores (n)	Percentagem (%)
Consumidor	88	100
Não-consumidor	00	00
Total	88	100

Todos os utilizadores, ou seja, 100%, têm estado com os consumidores.

II-2-10-2-Modo de consumo

Quadro VII. Repartição dos doentes por modo de consumo.

	Número de trabalhadores (n)	Percentagem (%)
Fuma sozinho	6	6,8
Fumar em grupo	82	93,2
Total	88	100

Oitenta e dois (82) ou 93,2% dos utilizadores fumavam em grupo.

II-2-11-Distribuição de acordo com a campanha de formação e sensibilização sobre o canábis

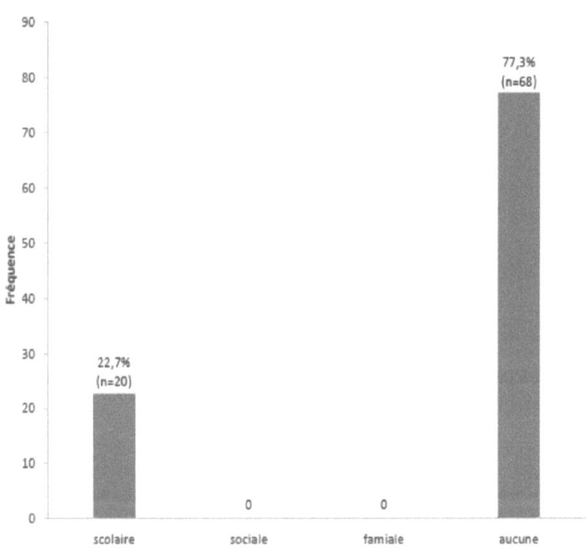

Figura 12: Repartição dos doentes por campanha de educação e sensibilização sobre a canábis.

A maioria dos utilizadores (77,3%) não teve qualquer formação sobre o canábis.

II-3- Dados sobre o canábis

II-3-1-Idade do primeiro consumo de cannabis

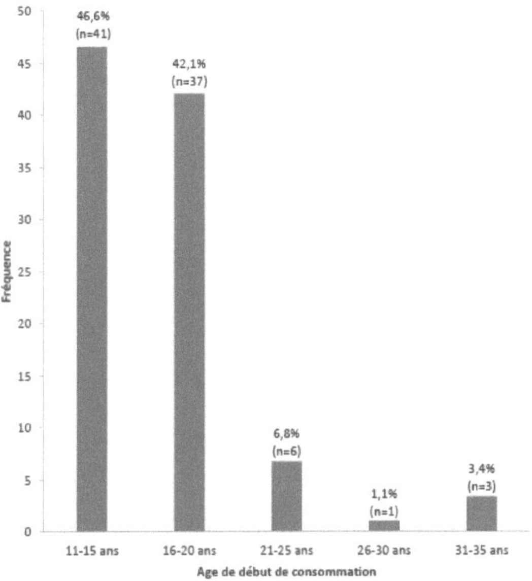

Figura 13: Distribuição dos doentes por idade de início do consumo de canábis.

A idade de início do consumo de canábis variou entre os 11 e os 15 anos em 46,6% dos casos.

II-3-2- Repartição por tipo de tomada

Quarenta e oito (88) ou 100% dos utilizadores consumiram cannabis por inalação, todos eles sob a forma de fumo.

II-3-3- Repartição por frequência de consumo de canábis

Tabela VIII. Distribuição dos doentes de acordo com a frequência do consumo de canábis.

Frequência	Número de trabalhadores (n)	Percentagem (%)
Ocasional	04	4,5
Regular	84	95,5
Total	88	100

A maioria (95,5%) eram utilizadores regulares que consumiam de acordo com um padrão específico (diário ou semanal).

II-3-4-Distribuição de acordo com a frequência do consumo de cannabis para os consumidores regulares

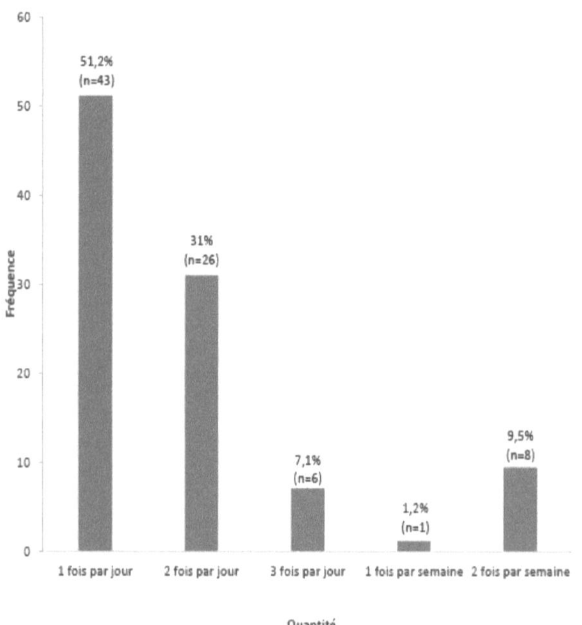

Figura 14: Repartição dos doentes por frequência de consumo de canábis para o consumo regular de canábis Figura 14

Dos 84 doentes que consumiam canábis regularmente, 43 (51,2%) consumiam-na uma vez por dia.

Dos utilizadores regulares, 93,2% tinham consumido apenas um charro por sessão.

II-3-5- Repartição por motivo de consumo

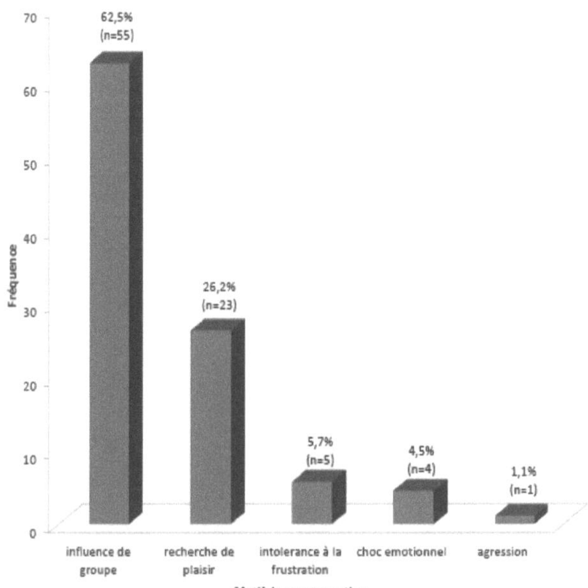

Figura 15: Repartição dos doentes por motivo de utilização.
A razão predominante para o consumo foi a influência do grupo, com uma taxa de 62,5%.

II-3-6- Repartição por idade de consumo

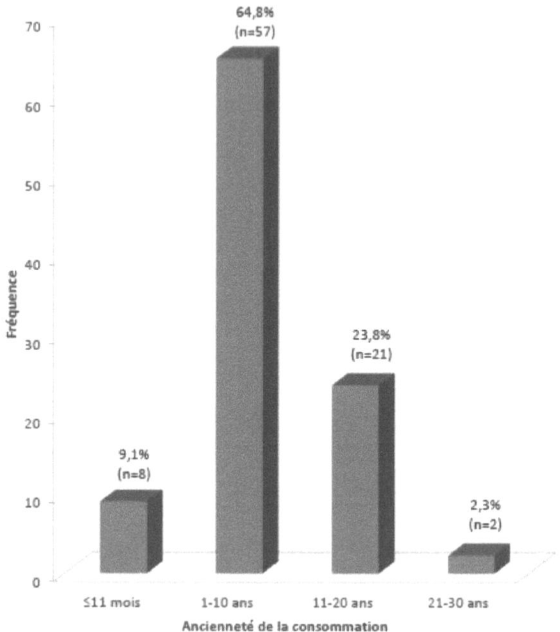

Figura 16: Repartição dos doentes de acordo com o tempo de utilização do medicamento

A duração média do consumo foi de 7,68 anos, com um desvio-padrão de 4,35. A maioria dos consumidores (64,8% das nossas amostras) consumia cannabis há 1-10 anos.

II-3-7-Substâncias associadas

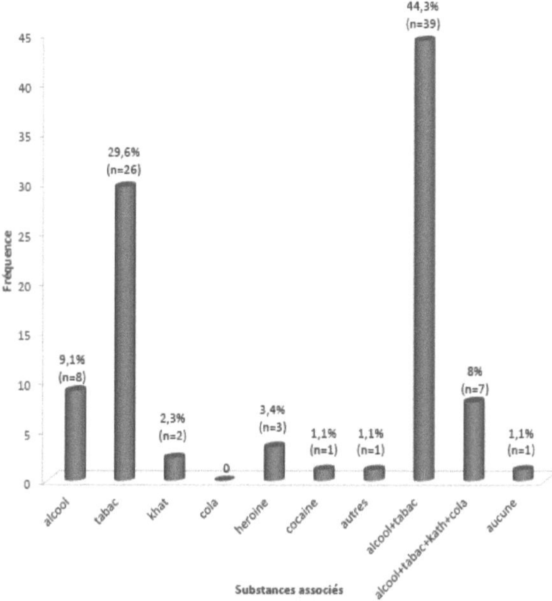

Figura 17: Distribuição dos doentes de acordo com as substâncias associadas à canábis.

Trinta e nove (39) ou 44,3% dos nossos doentes associaram-na a outras substâncias psicoactivas, como o álcool e o tabaco.

II-4-Dados clínicos

II-4-1-Razão de admissão

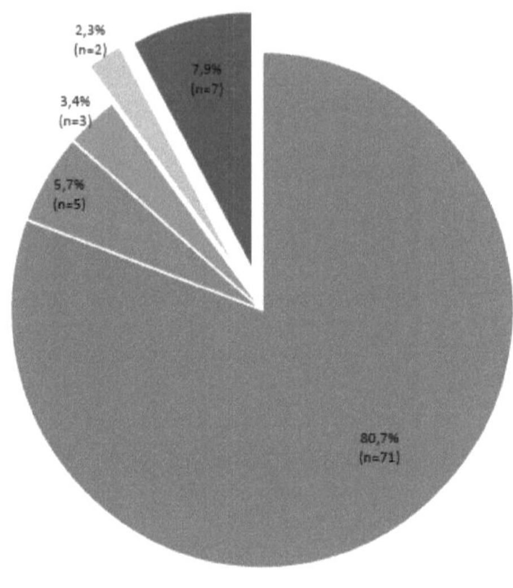

Figura 18. Repartição dos doentes por motivo de admissão.
A maioria dos nossos doentes (80,7%) foi admitida por problemas de
comportamento.

II-4-2- Distribuição de acordo com os sintomas clínicos

Entre os 88 pacientes consumidores de canábis, foram observados sintomas
psicóticos em 77,3% (n=68) das nossas amostras, perturbações do humor em
15,9% (n=14) e perturbações da conduta social em 6,8% (n=6).

II-4-2-1-Sintomas psicóticos

II-4-2-1-1-Delírio
Os principais temas apresentados por estes doentes psicóticos foram :
- Perseguição (5 pacientes)

- Misticismo religioso (12 pacientes)

- A ideia de grandeza (21 pacientes)

- Polimórfico (30 doentes)

II-4-2-1-2- Alucinação

Tabela IX. Distribuição dos doentes por tipo de alucinação

Tipos de alucinaçãoNúmero (n)	Percentagem (%)	
Audição 33	51,6	
Visual27	42,2	
Psíquico 3	4,7	
Cenestesia 1	1,6	
Olfativo 0	0	
Total 64	100	
No nosso estudo, 64 doentes psicóticos	(94,1%) apresentados	de

alucinações.

A tabela resume os diferentes tipos d e alucinações, sendo que as alucinações auditivas predominam com 51,6%.

II-4-2-1-3-Sinais de défice

Três dos nossos doentes psicóticos (4,4%) apresentavam défices.

II-4-3- Historial psiquiátrico

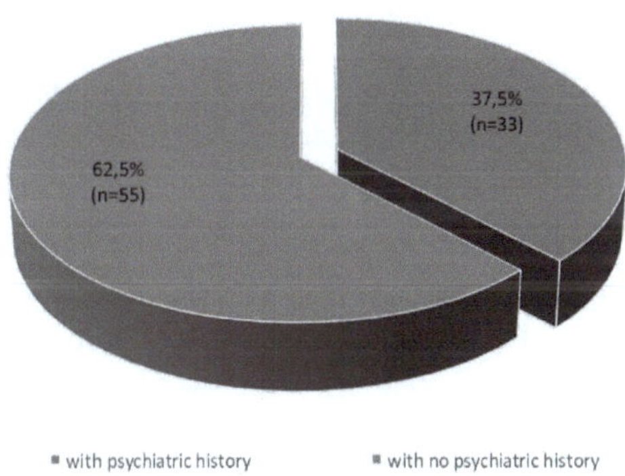

Figura 19: Distribuição dos doentes de acordo com os antecedentes psiquiátricos.

Cinquenta e cinco (55) ou 62,5% dos utentes não tinham antecedentes psiquiátricos.

TERCEIRA PARTE
DEBATE E SUGESTÕES

I- DISCUSSÃO

I-1-Dados globais

Um estudo realizado em Toulouse por Jouanjus, sobre a identificação de complicações graves associadas ao uso de substâncias psicoactivas, estimou que 19,1% dos doentes sofriam de canabismo durante um período de estudo de 2 anos [46].Num estudo retrospetivo de 3 anos realizado por Geus et al. na Bélgica para determinar a perturbação psicótica associada ao consumo de cannabis, a prevalência de pacientes consumidores de cannabis foi de 37,5% [47]. O nosso estudo distingue-se dos outros estudos porque se baseia em pacientes que admitiram o consumo de cannabis durante o interrogatório e que foram registados nos processos. Os testes biológicos para determinar os níveis de THC não estão disponíveis aqui, e o tamanho da amostra não representa a população da nossa cidade ou as pessoas internadas.

I-2-Dados socioeconómicos das famílias

I-2-1-Demografia dos doentes

I-2-1-1-Idade
No nosso estudo, a idade média dos doentes foi de 24,43 anos, com uma idade mínima de 14 anos e uma idade máxima de 45 anos. O grupo etário 16-20 anos foi o mais representado, com uma percentagem de 31,9%. Num estudo realizado em Saint Denis por Obradovic [48], no âmbito de uma consulta para jovens toxicodependentes, a idade média dos pacientes era de 21 anos e 2 meses, e a maioria destes pacientes tinha entre 14 e 25 anos, sendo o mais novo de 10 anos e o mais velho de 59 anos. Um outro estudo realizado em Marrocos por Radia T [49], na sua tese intitulada "psychotic disorder and cannabis use", encontrou uma média de idades de 30 anos. Um outro estudo realizado em França por Guillem et al [50], que analisou os factores sociodemográficos, encontrou uma idade média de 27,5 anos. De acordo com o estudo efectuado por Alson [29], em Antananarivo, a idade média era de 25,34 anos, sendo o mais novo de 15 anos e o mais velho de 56 anos; a maioria destes doentes tinha entre 15 e 20 anos.
Os nossos resultados estão de acordo com os de estudos anteriores. A idade jovem é particularmente uma fase de transformação pubertária física e psicológica. Este facto torna-os ainda mais vulneráveis a qualquer agressão farmacológica suscetível de ter um impacto negativo no seu desenvolvimento. As questões relativas à utilização destes produtos nos adolescentes não são as mesmas que

nos adultos. Este período é um dos mais difíceis da vida dos próprios adolescentes, mas também dos pais, dos professores e dos educadores. O mal-estar na adolescência é causado pela baixa autoestima, por atitudes provocadoras em relação ao ambiente familiar e por repetidos testes para provar o seu valor. A procura de modelos de identidade diferentes dos dos pais, o desejo de escapar às obrigações familiares, sociais e escolares e o afastamento d a dependência dos pais favorecem uma expressão mais forte do desconforto fisiológico.

I-2-1-2- Género

No nosso estudo, 96,6% dos doentes eram do sexo masculino. Vários estudos [3, 29, 47-56] mostraram que o consumo de cannabis é mais comum nos homens do que nas mulheres. Segundo o Eurobarómetro [57], os homens são mais propensos a consumir drogas do que as mulheres. A maioria dos homens espera esquecer os seus problemas através do consumo de substâncias psicoactivas. O género é um dos factores de risco para o consumo de cannabis.

I-2-1-3- Profissão

Das nossas amostras, 56,8% eram agricultores e trabalhadores agrícolas. Em Madagáscar, os agricultores representam 80% da população ativa [58]. De acordo com um estudo realizado em Antsiranana por Randrianantenaina [6] sobre o perfil epidemiológico dos consumidores de drogas ilícitas internados na unidade psiquiátrica de Morafeno, 36,18% dos consumidores de drogas eram agricultores e trabalhadores forçados.Segundo o estudo de Rhandour em Marrocos [56], e de Kazour et al no Líbano [55], a maioria dos consumidores não tem emprego. Segundo um estudo de Guillem et al [50], em França, 51,9% dos consumidores não têm receita médica. Este trabalho exige energia. A cannabis é frequentemente utilizada devido às suas propriedades eufóricas, energizantes e ansiolíticas. No nosso estudo, os funcionários públicos apresentaram uma taxa de 1,1%, o que prova que o empenho e a responsabilidade são factores de proteção contra o consumo de cannabis.

I-2-1-4-Estado civil

No nosso estudo, 80,7% dos doentes consumidores de cannabis eram solteiros. O estudo realizado por Mabrouk et al [3] na Tunísia foi quase igual ao nosso estudo, com 81,6% dos consumidores de cannabis solteiros. Os resultados relatados por outros autores [49, 50, 55, 56] mostraram sobretudo que os solteiros consumiam cannabis com mais frequência do que os casados. De acordo com o estudo realizado por Elghazouani et al [33], a maioria dos toxicodependentes que consumiam substâncias psicoactivas eram solteiros. O estatuto de solteiro é um dos factores de risco para o consumo de drogas, incluindo a cannabis. As pessoas solteiras sentem-se livres e muito sensíveis às diversas festividades. Por outro lado, o consumo de canábis pode ser a causa do celibato. Quando o parceiro consome cannabis regularmente, a comunicação entre o casal torna-se pesada e complicada, uma vez que o estado de espírito eufórico do parceiro se transforma num estado depressivo. Em estado de dependência, só se preocupa com o prazer imediato e foge de qualquer situação ou contexto que o afaste do seu objetivo primordial: divertir-se, não pensar em nada e sobretudo não ouvir as críticas ou conselhos do parceiro.A violência física é outro fator agravante na relação quando um ou ambos os cônjuges consomem cannabis. Nos dias em que consome canábis, o cônjuge está mais exposto à violência física do que nos dias em que está sóbrio.

I-2-1-5-Nível de estudos

No nosso estudo, 52,3% dos consumidores de cannabis tinham o ensino secundário e 35,2% tinham o ensino primário. De acordo com o estudo de Rhandour [56], o nível de instrução destes doentes situa-se entre o ensino primário e o secundário. De acordo com um estudo realizado por Radia [49], a maioria dos doentes consumidores de cannabis em Marrocos (47%) ainda frequentava o ensino secundário. Outro estudo realizado por Alson [29] foi semelhante ao nosso estudo, com uma taxa de 58% de pessoas com ensino secundário. A maioria dos casos indicava que o nível secundário representava um risco. No sistema educativo do nosso país, a aula sobre toxicodependência é dada na classe 3eme . No entanto, a maioria dos jovens toxicodependentes de canábis já experimentou canábis antes de chegar a esta classe. Além disso, o baixo estatuto socioeconómico leva a que abandonem a escola antes dos 3 anos de idade[e] . O currículo e a qualidade da escola desempenham um papel importante no desenvolvimento de problemas de consumo de droga e de abandono escolar. O abandono escolar é geralmente o resultado de um longo processo de desinteresse do aluno insatisfeito com a sua escola, o culminar de uma deterioração progressiva da relação entre a escola e o aluno: insucessos, absentismo, vandalismo, suspensões e expulsões.

I-2-1-6- Irmãos

No nosso estudo, os cadetes foram os mais afectados, com uma taxa de 54,5%. As crianças mais novas tendem a receber pouca atenção dos pais. É por isso que tendem a rodear-se de muitos amigos. A criança mais nova é a mais arriscada em comparação com a mais velha e a mais nova. No nosso estudo, tivemos 15,9% de crianças mais novas e 29% de crianças mais velhas. O filho mais velho é frequentemente responsável pelas outras crianças da família. Cabe-lhe dar o exemplo. Como o filho mais novo é o mais novo, beneficia de um certo laxismo parental, uma vez que os pais confiam mais uns nos outros no seu papel [59]. Os filhos do meio têm tendência a sentir-se negligenciados pelos pais. São muito sociáveis e sabem adaptar-se a toda a gente. Esta adaptação atrai-os para um grupo de delinquentes, na convicção de que nem sempre recebem a atenção que os mais velhos e os mais novos receberam.

I-2-1-7-Background judiciaire

De acordo com o nosso estudo, verificámos que 93,2% dos consumidores não tinham antecedentes forenses e apenas 6,8% afirmaram ter antecedentes com a lei. Pelo contrário, segundo um estudo de Oulmidi [60] sobre o perfil epidemiológico dos consumidores de substâncias psicoactivas que frequentam o centro de toxicologia de Marraquexe, 58% dos consumidores tinham antecedentes de contacto com a justiça, enquanto 42% negavam qualquer contacto com as autoridades. De acordo com um estudo de Randrianantenaina [6], 3,9% dos consumidores de droga tinham antecedentes criminais. A cannabis não é apenas uma das substâncias psicoactivas ilícitas mais utilizadas no mundo, é também uma das drogas mais utilizadas na nossa cidade [6]. A nossa sociedade é tolerante com os actos anti-sociais associados ao consumo de cannabis. Esta tolerância surge quando há acordos com as vítimas e quando ocorre a primeira crise. É por isso que o registo criminal é fraco e os casos não vão a tribunal.

I-2-2-Caraterísticas demográficas dos pais
I-2-2-1-Parentalidade e estado civil

No nosso estudo, a maioria dos pais dos pacientes (63,6%) era solteira. De acordo com o estudo de Cascone na Argentina [61], 41% dos adolescentes tinham vivido numa família monoparental, 33% tinham sido criados por mães solteiras e 67% das famílias tinham passado por um processo de separação, ligado ao divórcio ou à colocação.A educação parental inadequada conduz a perturbações psicológicas que, por sua vez, levam a uma má adaptação à sociedade. Os pais desempenham um papel fundamental. A composição familiar é também considerada um fator importante no desenvolvimento e no consumo de substâncias psicoactivas, nomeadamente a cannabis. Uma relação positiva e uma comunicação aberta entre os pais e os jovens são factores de proteção [62]. Os adolescentes de famílias monoparentais apresentam um nível de consumo de drogas significativamente mais elevado do que os que vivem com ambos os pais. Por vezes, o stress causado por relações familiares difíceis, conflitos ou separações tem um impacto no consumo de cannabis. As famílias monoparentais, nomeadamente as mães solteiras, não podem educar os filhos sozinhas. Esta situação facilita o afastamento dos adolescentes do seu agregado familiar. As mães cansadas que chegam a casa à noite não conseguem cumprir os seus deveres no seio da família. Isto sublinha a importância do papel do pai na família, como protetor e educador, para iniciar e apoiar o autocontrolo dos filhos e para os ajudar a canalizar e controlar a sua agressividade para uma expressão positiva. Segundo o estudo de Shek, nos Estados Unidos, a associação entre o funcionamento familiar durante a infância e o ajustamento social na adolescência foi igualmente demonstrada, nomeadamente no que se refere aos problemas de comportamento. Num estudo com adolescentes oriundos de meios desfavorecidos, o funcionamento familiar (competências parentais de prestação de cuidados, presença de conflitos na família) foi associado ao bem-estar psicológico do adolescente, à sua satisfação com a vida, à sua autoestima e à sua capacidade de adaptação à vida escolar [63].

I-2-2-2-Hábitos tóxicos

O nosso estudo revelou que 44,4% dos pais dos consumidores tinham fumado. O estudo de Lochbuehler et al [64] e Ball et al [65] mostrou que o facto de ter pelo menos um dos pais que fuma e a exposição ao fumo em casa constituem uma influência social sobre a cannabis. Os pais são modelos para os seus filhos. Os pais têm a enorme responsabilidade de moldar a vida dos seus filhos. Acreditamos que a família é o local ideal para educar as crianças sobre os diferentes tipos de drogas.

I-2-2-3- Profissão

No nosso estudo, verificámos que 71,6% dos pais dos consumidores eram agricultores e trabalhadores pesados. Exaustos pelo seu trabalho árduo durante o dia, estes pais já não conseguem cuidar corretamente dos seus filhos quando regressam a casa. Além disso, a maior parte das pessoas que efectuam este trabalho são analfabetas. Mas há também aqueles que pararam na escola primária, e muito poucos dos que chegaram ao ensino secundário, se é que chegaram, não terminaram o ensino secundário inferior.

I-2-3-Grupo frequentado e modo de consumo

No nosso estudo, todos os consumidores frequentavam outros consumidores. Em França, o estudo de Bello et al [66] revelou que 83% das pessoas consumiam drogas em grupo. O estudo de Karl e Regina [67] mostrou que quase todos os consumidores de cannabis tinham pelo menos alguns amigos que consumiam cannabis, ao passo que 55% dos não consumidores referiram ter apenas um consumidor entre os seus amigos. De acordo com o estudo de Baumann e Enett [68], é mais fácil para os adolescentes começarem a consumir cannabis se pelo menos um dos seus amigos próximos já o fizer. O consumo de cannabis faz parte do convívio social e das festividades. Esta substância é utilizada como um rito de passagem para pertencer a um grupo. Quanto mais frequente for o grupo, maior é o risco de consumo de canábis.

I-2-4-Campanha de formação e sensibilização sobre o canábis

De acordo com o nosso estudo, a maioria dos consumidores (77,3%) não teve qualquer formação sobre canábis e 22,7% tiveram alguma formação durante os estudos. A maioria dos utilizadores do nosso estudo permaneceu no nível secundário e primário. Além disso, a falta de educação familiar e social e o desconhecimento dos efeitos da cannabis aumentam a prevalência dos consumidores.

I-3-Dados sobre o canábis

I-3-1- Idade de início do consumo de canábis

De acordo com o nosso estudo, a idade da primeira exposição à cannabis situou-se entre os 11 e os 15 anos, com uma taxa de 46,6%. De acordo com o estudo de Akré et al [36] sobre os padrões de consumo de cannabis entre adolescentes em França, a maioria começou a consumir cannabis entre os 12 e os 17 anos. Alguns não têm exatamente a certeza da sua idade.

De acordo com o estudo de Randrianantenaina [6], 61,15% dos consumidores começaram a consumir drogas antes dos 18 anos. Este resultado é muito elevado em comparação com o de Oumar no Mali, que constatou que 37,5% dos consumidores tinham começado a consumir drogas com menos de 18 anos [69], o que se explica muitas vezes pelas caraterísticas de vulnerabilidade específicas deste grupo etário, bem como pelos factores ambientais que acentuam essa vulnerabilidade. No processo de desenvolvimento da sua identidade, os adolescentes têm de Este é um período em que estão a redescobrir o seu ambiente e a experimentar diferentes comportamentos que proporcionam estímulos e sensações, levando-os por vezes a consumir substâncias psicoactivas, incluindo a cannabis. É o período em que os pares assumem uma importância considerável como pares tranquilizadores e em que a procura de marcadores de identificação é uma prioridade. Ser aceite no grupo de pares pode ser vital.

I-3-2-Modo de

O nosso estudo mostra que 100% dos utilizadores consumiram cannabis por inalação, todos eles sob a forma de fumo. De acordo com vários estudos, como o de Grotenhermen [17], na Alemanha, a via respiratória foi a principal via de administração. Em todos os países consumidores, incluindo o nosso, esta via é mais fácil de utilizar do que as outras vias, porque é a mais acessível e a menos dispendiosa. Além disso, as outras vias são raras e não estão disponíveis no nosso país.

I-3-3-Frequência do consumo e frequência do consumo de cannabis pelos consumidores regulares

De acordo com o nosso estudo, 95,5% dos doentes que consumiam canábis eram consumidores regulares. Dos 84 pacientes que consumiam canábis regularmente, 51,2% consumiam-na uma vez por dia. De acordo com o estudo de Akré et al [36], 72,7% dos consumidores fumavam vários charros por dia e 18,2% eram consumidores ocasionais. De acordo com o estudo de Bello et al [66], em França, 78% dos consumidores fumavam pelo menos uma vez por dia. Segundo o estudo de Mabrouk et al [3], a maioria dos consumidores de cannabis na Tunísia eram consumidores diários. Este resultado mostra que a maioria dos utilizadores consumia pelo menos uma vez por dia. Isto pode ser explicado pelo facto de o custo não ser elevado e pela presença de dependência. Além disso, o produto é facilmente acessível. Quanto maior for o número de amigos que o utilizam, mais fácil é o acesso. A dependência deve-se a um desequilíbrio do funcionamento neurobiológico após uma utilização regular. Este desequilíbrio leva ao desejo de voltar a consumir a substância, para evitar os efeitos desagradáveis de deixar de a tomar.

I-3-4-Razão do consumo

De acordo com o estudo de Poulin et al [70], 75% do consumo de cannabis ocorre em situações sociais, como a influência do grupo. O risco de consumo é mais elevado quando os adolescentes se associam a pares que consomem cannabis. De acordo com o estudo de Obradovic [48], em França, 60% dos doentes que consumiam cannabis procuravam prazer e diversão. A influência social e cultural do grupo foi também identificada como sendo um fator associado ao início do consumo de cannabis [63]. Parece que estes jovens são tentados a consumir drogas pela pressão dos amigos, pela curiosidade ou pela imitação dos outros e pelo medo de serem isolados do seu grupo de amigos. A influência dos outros foi identificada como uma causa do consumo de drogas pelos indivíduos. Esta influência pode ser favorecida por uma baixa autoestima e pela necessidade de se sentir reconhecido pelas pessoas que o rodeiam, pelos amigos e pela família.

I-3-5- Idade de consumo

A duração média do consumo foi de 7,68 anos, com um desvio-padrão de 4,35. A maioria dos consumidores (64,8%) consumia cannabis há 1-10 anos. De acordo com o estudo de Guillem et al [50], após 12 meses de consumo de cannabis, 40% dos consumidores desenvolveram perturbações de ansiedade e de humor e, de acordo com o estudo de Potvin et al [71], após 15 anos de consumo, os consumidores correm o risco de desenvolver esquizofrenia. O nosso estudo situa-se algures entre estas duas literaturas. A maioria dos pacientes não consegue identificar o seu primeiro contacto com a cannabis. As substâncias psicoactivas que consumimos actuam diretamente no cérebro, modificando o comportamento, o humor, as percepções e a atividade mental dos consumidores. Ao longo dos anos, o consumo de cannabis conduz à síndrome amotivacional, que se manifesta por uma apatia generalizada, falta de atenção, perda de produtividade e falta de perseverança. O consumo de cannabis aumenta o risco de cronicidade e de perturbações comportamentais que implicam actos criminosos. Muitas vezes, os doentes só são admitidos no hospital quando apresentam mais sintomas psicóticos ou perturbações comportamentais que dificultam a sua integração na sociedade.

I-3-6- Substâncias associadas

No nosso estudo, 44,3% dos utilizadores associaram a cannabis ao álcool e ao tabaco. De acordo com o estudo de Guillem et al [50] e Karila et al [72], o tabaco foi a substância mais frequentemente utilizada no estudo.mais frequentemente associada à cannabis.Os resultados de outros autores [3, 29, 49, 54, 56] mostraram que o consumo de cannabis estava associado ao álcool e ao tabaco.Os jovens iniciam a sua trajetória de consumo de drogas com substâncias (tabaco e álcool) antes de começarem a consumir substâncias ilícitas, especialmente a cannabis. Devemos estar sempre atentos à possibilidade de uso múltiplo entre os consumidores de substâncias psicoactivas e sensibilizar os consumidores de tabaco e de álcool para as consequências psicológicas e somáticas nefastas da cannabis. Os consumos são muitas vezes combinados, quer como resultado de um efeito de treino, quer em busca de uma emoção, quer para atenuar os efeitos de certas substâncias.

I-4- Dados clínicos

I-4-1-Distribuição dos doentes por motivo de admissão

No nosso estudo, 80,7% foram admitidos por problemas comportamentais. De acordo com o estudo de Radia [49], o motivo de admissão foi dominado por distúrbios de comportamento diversos, com uma taxa de 80,6% das admissões. De acordo com o estudo de Alson [26], a maioria das admissões foi por problemas de comportamento, com uma taxa de 85%.

Com base nestes resultados, é necessário solicitar uma amostra biológica em caso de perturbação do comportamento para excluir a utilização de cannabis ou de outras substâncias psicoactivas como primeira causa. O consumo de canábis deve agora ser sistematicamente investigado e avaliado da mesma forma que o consumo de tabaco ou de álcool ou o abuso de drogas psicotrópicas.

I-4-2-Distribuição de acordo com a manifestação clínica

No nosso estudo, a maioria era psicótica, representando 77,3% da nossa amostra, e todos eram delirantes. Os temas polimorfos e as ideias de grandeza foram os mais frequentes, 94,1% apresentaram alucinações, sendo as mais frequentes as auditivas e visuais, e 4,4% apresentaram défices.Segundo o estudo de Radia [49], 94% dos doentes que consumiram cannabis apresentaram síndromes delirantes, sendo o tema mais frequente a perseguição. e temas múltiplos, e 41,7% apresentaram alucinações, principalmente auditivas. No estudo de Alson [26], 88,75% dos doentes estudados apresentaram síndromas delirantes, sendo os temas mais frequentes a perseguição e os temas múltiplos. Cerca de 94% dos doentes apresentavam alucinações, sendo a mais frequente a alucinação auditiva, e apenas 2,5% apresentavam sinais de défice.A cannabis pode ser problemática e causar dependência, com consequências nefastas para o indivíduo. O consumo excessivo conduz à psicose tóxica. Esta caracteriza-se por delírios, paranoia e alucinações. As consequências nefastas deste tipo de consumo estão a generalizar-se e os profissionais de saúde devem estar cientes delas para poderem lidar mais eficazmente com estes problemas, em primeiro lugar, detectando-os precocemente. Perante uma alucinação auditiva ou visual, devem ser solicitados testes de toxicidade para drogas suspeitas, incluindo a canábis. A evolução extremamente significativa do consumo de cannabis e as consequências nefastas para a saúde e para a sociedade exigem um rápido reajustamento das percepções da sociedade.

I-4-3-Histórico psiquiátrico

No nosso estudo, 62,5% dos consumidores não tinham antecedentes psiquiátricos. No estudo realizado por Guillem et al [50], 52% dos consumidores de cannabis tinham alguém na família com uma perturbação psiquiátrica. De acordo com o estudo de Frascarelli et al [52], mais do que a maioria dos doentes consumidores de cannabis tinham uma história familiar de perturbações psiquiátricas.No estudo de Radia [49], apenas 11,1% dos doentes tinham uma história familiar de patologia psiquiátrica e 73.No estudo de Mabrouk et al [3], 25,5% dos utentes tinham antecedentes familiares de patologia psiquiátrica e 28,8% tinham antecedentes pessoais de perturbações psiquiátricas. No estudo de Alson [26], 32% dos utentes não tinham antecedentes pessoais ou familiares de perturbações psiquiátricas. Os nossos resultados são melhores do que os da literatura. A informação sobre as famílias dos doentes nem sempre é completa. Em segundo lugar, no nosso serviço, as famílias dos doentes suportam todas as despesas de hospitalização (alojamento, medicamentos, alimentação). A longa duração do tratamento e o custo dos medicamentos psicotrópicos são uma fonte de perturbação do tratamento, o que faz com que as famílias dos pacientes não estejam motivadas para se deslocarem ao serviço de psiquiatria. As representações sociais das perturbações mentais e o estigma associado aos doentes que sofrem de perturbações mentais variam. Algumas pessoas vêem-nas como manifestações de forças diabólicas, de espíritos malignos ou de possessão. É por isso que algumas famílias e amigos recusam o internamento dos doentes.

II- SUGESTÕES

O consumo de cannabis provoca psicoses e cria problemas para a família, a sociedade e o Estado. O consumo de canábis evoluiu para o consumo em massa. A dependência é causada por um desequilíbrio no funcionamento neurobiológico após o consumo. A ignorância sobre os perigos do consumo de canábis está na origem da difusão do consumo na sociedade. Face a esta situação, seria necessário ter em conta as seguintes perspectivas para melhor resolver este problema.

Sobre o plano de investigação

▪ Aumentar os dados da amostra e a duração do estudo

▪ Alargar o estudo de modo a incluir diferentes serviços e locais possíveis, como o lar jovem.

▪ Preencher corretamente os registos clínicos de todos os pacientes que entram no serviço.

Na prática

▪ Introduzir o teste de THC como um dos exames de controlo para confirmar o consumo de canábis por parte de doentes que apresentem problemas comportamentais à entrada no serviço.
▪ Melhorar o sistema de cuidados :

✓ Reforçar as equipas envolvidas (médicos, psicólogos, chefes de equipa, educadores de saúde, educadores de valores morais).
✓ Tornar os medicamentos psicotrópicos mais amplamente disponíveis e acessíveis ao público em geral.
✓ Informar as famílias dos doentes consumidores de canábis sobre os perigos desta substância em cada consulta.
✓ Um lembrete diário da Comunicação de Informação e Educação (IEC) contra o consumo de canábis no departamento, juntamente com a psico-educação para os doentes e o pessoal de serviço.

Sobre a educação

▪ Reforço do ensino básico :

✓ Aconselhar todos os pais a mandarem os seus filhos à escola para que possam receber uma educação básica.
✓ Os professores e os pais devem dar um bom exemplo

abstenção de canábis.

▪ Integrar no programa de ensino os ensinamentos sobre os efeitos nocivos do consumo de canábis

programa de ensino geral a partir do final do ensino primário.

▪ Reforçar em todas as reuniões de pais na escola a necessidade de diálogo entre

pais e filhos a falarem sobre os perigos das drogas, incluindo a canábis.

▪ Incentivar os alunos a prosseguirem os seus estudos através da atribuição de prémios aos melhores alunos de cada turma por escola.

Em termos sociais

▪ Formação dos pais:

✓ Recordar aos pais a importância da família.

✓ Criar uma associação de pais contra o consumo de droga.

✓ Dar o exemplo à criança, evitando todas as substâncias psicoactivas.

▪ Ajudar os jovens a prepararem-se para um futuro sem canábis e a adoptarem melhores hábitos:
✓ Criar associações e centros de lazer para ajudar os adolescentes de famílias muito desfavorecidas.
✓ Criar centros de lazer, tais como campos desportivos, piscinas, centros culturais, música e cinema.
✓ Organizar concursos no meio urbano sobre o tema "anti-cannabis" com o objetivo de reduzir o consumo de cannabis neste meio.
✓ Criar postos de trabalho para jovens desempregados.
✓ Construção de campos desportivos multidisciplinares em cada bairro e organização de torneios competitivos para todos os grupos etários.
▪ Melhorar o sistema de controlo das drogas :

✓ Proibir a plantação e bloquear a livre circulação de cannabis na região norte de Madagáscar, mobilizando os agentes responsáveis.
✓ Introduzir um sistema de controlo altamente eficaz, tanto nos aeroportos como nas estradas.
✓ Formar equipas com agentes responsáveis pela luta contra a droga (consumo, tráfico, cultivo).
✓ Reforçar as medidas para a aplicação efectiva das disposições da lei sobre o consumo de droga.
▪ Intensificar a campanha de educação sobre a canábis:

✓ Formar grupos de educadores para realizarem actividades de Informação e Educação e Comunicação (IEC) contra o consumo de cannabis a nível comunitário, em associações e entidades religiosas.
✓ Criar associações de bairro contra o consumo de canábis.

✓ Criar centros de desintoxicação de canábis em diferentes distritos, se possível.
✓ Criar um programa de televisão ou de rádio sobre os perigos da canábis.

CONCLUSÃO

A cannabis é a substância ilícita mais utilizada no mundo. O seu consumo constitui um verdadeiro problema de saúde pública. Este estudo permitiu-nos descrever os factores sociofamiliares que influenciam o consumo de cannabis. A cannabis interessa a vários indivíduos, nomeadamente do sexo masculino, jovens em grupo, solteiros, pessoas com baixo nível socioeconómico e intelectual e famílias monoparentais, e o seu consumo é frequentemente associado ao tabaco e ao álcool.Durante a realização do estudo, deparámo-nos com vários obstáculos, sendo o mais difícil a falta de provas biológicas que confirmem o consumo de cannabis. Além disso, o carácter unicêntrico do estudo não permitiu refletir todos os factores sócio-familiares da população geral da cidade de Antsiranana. Em primeiro lugar, através de campanhas de sensibilização e informação, é necessário consciencializar a população em geral para a existência do problema. A melhor estratégia de luta contra o consumo de canábis é a educação. É necessário mobilizar vários actores, incluindo pais, professores, a comunidade, entidades religiosas e associações, para pôr em prática uma estratégia de deteção precoce de populações em risco ou vulneráveis. É igualmente necessário criar um centro de lazer em cada empresa para que os jovens possam divertir-se e criar empregos adaptados às capacidades dos jovens. É desejável cooperar com os laboratórios para facilitar a disponibilidade e a acessibilidade da dosagem de THC.

REFERÊNCIAS BIBLIOGRÁFICAS

1. Drogas e comportamentos aditivos. Inpes; edições, dezembro de 2014: 224 p.

2. Organização Mundial de Saúde. Cannabis: relatório sobre os seus efeitos na saúde e na sociedade. 2016. Disponível em www.who.int .
3. Mabrouk H, Mechria H, Merchia A, Douki W, Gaha L, Najjar MF. Consumo de cannabis numa região central da Tunísia. Sante 2011; 21: 233-9. DOI : 10.1684/san.2011.0274.
4. Gruber AJ, Pope HG. Consumo de marijuana entre adolescentes. Pedatr Clin North Am 2002; 49:389-413.
5. Fergusson DM, Horwood LJ. Cannabis use and dependence in a New Zealand birth cohort (Consumo e dependência de cannabis numa coorte de nascimentos da Nova Zelândia). N Z Med J 2000; 113:156-8.
6. Randrianantenaina VC. Profil épidémiologique des usagers de drogues illicites admis au service de psychiatrie de Morafeno [Tese]. Médecine Humaine : Antsiranana ; 2019. 45p.
7. Actualités santé publique França. Inpes. 2016. Disponível em https://www.santépubliquefrance.fr

8. Blecha L, Benyamina A. Cannabis and psychiatric disorders, L'information psychiatrique 2009; 85 :641-5. DOI:10.391/inpsy.8507.0641

9. Raobijaona H A. Jeunes et toxicomanie à Antananarivo. Antananarivo: Bulletin d'Information sur la population de Madagascar, 2007; 26: 1.

10. República de Madagáscar. Controlo dos estupefacientes, substâncias psicotrópicas e precursores em Madagáscar. Jornal Oficial de Antananarivo de 04 de novembro de 1997
11. Gaulier JM. Cannabis: os novos desafios do biólogo. Revue Francophonie des laboratoires - fevereiro de 2016; 479

12. Phan O, Corcos M, Girardon N, Nezelof S, Jeammet P. Abuso e dependência de canábis na adolescência. EMC-Psychiatrie; 2005; 2: 207-24

13. Constentin J. Neurobiologia da canábis. A carta do psiquiatra. março-abril de 2012; VII; 2
14. Goulle JP, Guerbet M. Principais caraterísticas da farmacocinética do delta-9 tetrahidrocanabinol; novos canabinóides sintéticos; canábis e segurança rodoviária. Bull.Acad.Natle.Méd.2014; 3 :541-57
15. Lauwagie S, Stern E, Millet R, Depreux P. Cannabinoids and cannabinoid recetor pharmacology. Lettre du pharmacologue.2006; 20; 3
16. Derkinderen P, Valijent E, Darcel F, Damier P, Girault JA. Cannabis e receptores canabinóides: da fisiologia às possibilidades terapêuticas. Rev Neurol Paris ; 2004 ; 160 :6-7 : 639-49
17. Grotenhermen F. Cannabinoids and the endocannabinoid system. Cannabinoids. 2006; 1(1) :10-5
18. Inserm. Cannabis, que efeitos no comportamento e na saúde. Coletivo de

peritos.2001; 117-42

19. Alvarez JL, Pape E, Stanislas GD, knapp. A. Canabinóides sintéticos: aspectos farmacológicos.TOXAC 2014

20. Chadya A. Cannabis-induced psychotic disorders: a12-month longitudinal study[thesis]. Psychiatry: Marrocos; 2012.96p

21. Gabinete das Nações Unidas contra a Droga e o Crime. Relatório Mundial sobre Drogas. 2015. Disponível em https://www.unodc.org/doc/wdr2015

22. Gabinete das Nações Unidas para a Droga e o Crime. Relatório Mundial sobre Drogas. 2012. Disponível em https://www.unodc.org/doc/wdr2012

23. Gabinete das Nações Unidas para a Droga e o Crime. Relatório Mundial sobre Drogas. 2016. Disponível em https://www.unodc.org/doc/wdr2016

24. Gabinete das Nações Unidas para a Droga e o Crime. Relatório Mundial sobre Drogas. 2004. Disponível em https://www.unodc.org/doc/wdr2004

25. Beck F, Devraux A, Du Roscat E, Karine GM, Marie GB, Kern L, Krebs MO, et al. Comportamentos aditivos nos adolescentes - utilização, prevenção e apoio. Edições Inserm, 2014 :25

26. Observatório Europeu da Droga e da Toxicodependência. Relatório europeu sobre a droga, tendências e evolução. 2107. Luxemburgo. Serviço das Publicações da União Europeia.

27. Gabinete das Nações Unidas para a Droga e o Crime. Relatório Mundial sobre Drogas 2009. Disponível em https://www.unodc.org/doc/wdr2009

28. Gabinete das Nações Unidas contra a Droga e o Crime. Cannabis em África. 2007. Disponível em https:// www.unodc.org/document/can_Afr_FR_09_11_07

29. Alson RE. Factores sociodemográficos e clínicos relacionados com o consumo de cannabis [Tese]. Médecine Humaine : Antananarivo ; 2018.53p

30. Ratobimanankasina L, Rajaonarison BH, Raharivelo A, Andriambao DS. Profil épidémiologique de la toxicomanie au lycée d'Antananarivo: à propos de 600 cas, primeiro Congresso Nacional da SOMAP, Rev.Med. Madag.2013; 3(2) :294-7.

31. Phan O, Obradovic I, Har A. Abuso e dependência de cannabis na adolescência.Arch Pediatr. 2016

32. Thomas P , Amad A , Fovet .Esquizofrenia e toxicodependência: as ligações perigosas.L'encéphale 2016; 12: 3S18-3S22

33. Elghazouani F, Aarab C, Lohlou F, Elrhazi K, Aalouane R, Rammouz R. Uso de substâncias em pacientes hospitalizados por recaída esquizofrénica. Ann Méd Psychol. 2015

34. Kolliakou A, Joseph C, Ismail K, et al. Porque é que os doentes com psicose consomem canábis e estão dispostos a mudar o seu consumo? Int J Dev Neurosci 2011;29:335-46

35. Favrode J. Intervenções motivacionais: psicose e canábis. Encéphale 2009; suplemento 6 :S209-S213

36. Akré C, Michaud PA, Suris JC. Padrões de consumo de canábis entre adolescentes: um estudo qualitativo. IUMSP (Instituto Universitário de Medicina Social e Preventiva de Lausanne), Lausanne, 2008.

37. Grotenhermen F. Cannabis in medicine: a practical guide to the medical applications of cannabis and THC. Sélestat: Indica; 2009.
38. Michel G, Purper-Ouakil D, Mouren-Siméoni CM. Clínica e investigação sobre

conduites à risques chez l'adolescent. Elsevier; 2006; 54: 62-76

39. Michel G, Purper-Ouakil D, Mouren-Siméoni CM. Factores de risco para o consumo de substâncias psicoactivas na adolescência. Ann Méd Psychol. 2001; 159 :622-31
40. Karila L, Reynaud M. Traité d'addictologie.2e edition. Paris: Lavoisier Médecine science.2016
41. Laqueille X. A cannabis é um fator de vulnerabilidade   às perturbações esquizofrénicas? Arch Pediatr. 2009; 16: 1302-05
42. Potvin S, Stip E, Roy JY. Schizophrenia and cannabinoids: clinical, experimental and biological data. Erudit; 2004; 2;2.DOI: 10.7202/008536ar
43. Dervaux A, Krebs MO, Laqueille X. Perturbações cognitivas e psiquiátricas associadas a o consumo de canábis. Bull.Acad. natle Méd, 2014 ; 198 ; 3 :559-77
44. Laqueille X, Launay C, Kanit M. Perturbações psiquiátricas e somáticas induzidas pela canábis. Ann Pharm Fr 2008; 66 :245-54
45. Benyamina A, Blecha L. The effects of cannabis on health (Os efeitos da canábis na saúde). Ann Méd Psychol; 2009; 167: 514-17

46. Jouanjus. Identificar as complicações graves associadas ao consumo de substâncias psicoactivas [tese]. Farmacologia: Toulouse. 2013. 180p.
47. Geus CH, DE Longueville X, Schepens P. Perturbação psicótica e consumo de canábis: um estudo retrospetivo. Louvain médical. 2004

48. Obradovic I. Consultation cannabis: enquête sur les personnes accueillies en 2005. Saint Denis: Edição OFDT. 2006

49. Radia T. Perturbação psicótica e consumo de canábis: cerca de 60 casos [tese]. Psiquiatria. Rabat, Marrocos.2008.196p

50. Guillem E, Pelissolo A, Vorspan F, Bouchez-Arbabzadeh S, Lépine JP. Factores sociodemográficos, comportamentos aditivos e comorbilidade psiquiátrica em consumidores de cannabis atendidos em clínicas especializadas. L'encéphale 2009 ;35 ; 226-33

51. Tessier S, M. sc. Consumo de cannabis no Quebeque e no Canadá: retrato e evolução. Inspq. 2017. Disponível em https://www.inspq.qc.ca
52. Frascarelli M, Quartini A, Tomassini L, Russo P, Zullo D, Manuali G et al. Cannabis use related to early psychotic onset: Papel da função pré-mórbida. Cartas de neurociência 633; 2016; 55-61

53. Baraldi R, Jourbert K, Bordeleau M. Consumir ou não consumir canábis: um olhar sobre o perfil de consumo dos quebequenses. Zoom santé. 2016 ; 60. Institut de la statistique du Québec disponível em https://www.sta.gouv.qc.ca

54. Beck F, Legleye S, Spilka S. Cannabis - dados essenciais: níveis de consumo e perfis dos utilizadores em França em 2005. Ofdt.2007 ;20-9

55. Kazour F, Awaida C, Souaiby L, Richa S. Investigação sobre a associação entre abuso e bipolaridade: estudo de uma amostra de pacientes hospitalizados com perturbação bipolar. Encéphale. 2016

56. Rhandour T. Prevalência do consumo de canábis entre os doentes esquizofrénicos hospitalizados no Hospital Ibn Hassan em Fez. [Dissertação]. Curso de epidemiologia em saúde pública. Marrocos. 2014. 40p.

57. EOS Gallup Europa. Os jovens e a droga. Relatório. Flash EB. 2004 junho ; 158 :1-77. Disponível em ec.europa.eu/public_opinion/flash/fl158_en.pdf

58. Ministério da Agricultura, da Alimentação e das Florestas. Políticas agrícolas em todo o mundo. Ficha de país - Madagáscar. 2015

59. Marika S. A tua ordem de nascimento influencia a tua personalidade [online]. 2020 março [consultado em 09/06/2021] disponível em URL: http://www.salutbonjour.ca
60. Oulmidi A. Perfil epidemiológico dos consumidores de substâncias psicoactivas que frequentam o centro de adictologia de Marraquexe [Tese]. Psiquiatria: Marraquexe; 2016. 100p

61. Cascone P. Dependência de cannabis em adolescentes que abandonam a escola. [Tese]. Psicologia: Genebra; 2007. 243p
62. El Khoury M. Gestion de soi et addiction à la drogue : Approche analyticosystémique d'un group de jeunes drogués en situation thérapeutique (Tese em Psicologia - Psicopatologia Clínica). Universidade de Estrasburgo, Estrasburgo, França. 2016
63. Shek D. The relation of Parental Qualities to psychological Well-Being, Alcohol Adjustment, and Problem Behavior in Chinese Adolescents with Economic Disadvantage. The American Journal of Family Therapy (2002); 30(3), 215-230.

64. Lochbuehler K, Schuck K, Otten R, Ringlever L, Hiemstra M. Parental smoking and smoking cognitions among youth: a systematic review of the literature. Investigação europeia sobre a toxicodependência (2016). 22(4), 215-232. doi: 10.1159/000446022
65. Ball J, Sim D, & Edwards R. Addressing ethnic disparities in adolescent smoking: is reducing exposure to smoking in the home a key? Pesquisa sobre nicotina e tabaco (2019). 21(4), 430-438. doi: 10.1093/ntr/nty053
66. Bello PY, Plancke L, Cagni G, et al. Les usagers fréquents de cannabis, éléments descriptifs, França. 2004. Bull Epidemiol Hebd 2005 ;20 :89-91.
67. Karl B, Regina F. A influência dos grupos de pares no consumo de drogas: drogas psicotrópicas. 2003. 9 : 195-202.
68. Baumann KE, Enett ST. Peer influence on adolescent drug use. American Psychologist, 1994. 1(49), 820-831

69. Oumar M. Consumo de estupefacientes num ambiente universitário [Tese]. Psychiatry: Mali; 2015. 47p
70. Poulin F, Kiesner J, Pedersen S, & Dishion TJ. A short-term longitudinal analysis

of friendship selection on early adolescent substance use. Journal of Adolescence. (2011); 34(2), 249-256. doi: 10.1016/j.adolescence.2010.05.006

71. Potvin S, Stip E, Roy JY. Schizophrenia and cannabinoids: clinical and biological data. Drogues, santé et societé. 2004; 2(2). https://doi.org/10.7202/008536ar

72. Karila L, Petit A, Zamdini R, Coscas S, Lowenstein W, Reynaud M. Tobacco consumption and substance use disorder: what should we do? Press Med. 2013; 42: 795-805

APÊNDICES

FICHA DE FACTOS

Número do ficheiro:
Data de admissão :
Motivo da admissão: Manifestações clínicas :
Identidade do doente :
- Estado civil :

Nome completo :

Idade :

Género :
- Ocupação: Agricultor/trabalhador forçado☐estudante/aluno☐lojista☐funcionário público☐
- Estado civil: Solteiro☐Em casal☐

- Nível de educação: sem escolaridade☐ primária☐secundária☐universitária☐
História pessoal :

- Irmãos :

- Judicial: sim☐ não☐

- Psiquiatria: sim☐ não☐

- Parentesco: Pai e mãe☐pai e madrasta☐mãe e padrasto☐avós☐ Outros:

História familiar :

Pais/tutor :		
-Estado civil: Solteiro☐	Como um casal☐	
-Hábitos tóxicos: cannabis☐álcool☐	tabaco☐	cola☐
Outros :		não☐

-Ocupação dos pais: Agricultor/trabalhador forçado☐

Retalhista☐ Funcionário público☐

Dados sobre a cannabis :
➤ Consumo :

- Idade de início :

- Modo de tomar: Inalação: fumo☐ vaporização☐

Via oral: comprimido☐ óleo☐ Via sublingual: spray☐ Via cutânea: creme☐

- Frequência: ocasional☐regular (dia/semana/mês) :

- Quantidade :

- Motivo: Influência do grupo (pressão - desempenho da exploração agrícola - desempenho escolar) ☐

Busca do prazer☐ Intolerância à frustração☐ Choque emocional☐ Agressão☐
- Idade do consumo (ano/mês) :

➢ Fuma sozinho: sim☐ não☐

➢ Grupo atendido: consumidor☐não-consumidor☐

➢ Campanha de educação e sensibilização sobre a canábis: escola☐ social☐
Família☐nenhuma☐
➢ Substâncias associadas à cannabis: Álcool☐ tabaco☐ khat☐ cola☐
Heroína☐ cocaína☐ outros☐ nenhum☐

VELIRANO

Eto anatrehan' Andriamanitra Andriananahary, eto anoloan'ireo mpampianatra ahy, sy ireo mpiara-mianatra tamiko eto amin'ity toeram-pianarana ity, ary eto anoloan'ny sarin i Hippocrate. Dia manome toky sy mianiana aho, fa hanaja lalandava ny fitsipika hitandrovana ny voninahitra sy ny fahamarinana eo am-panatontosana ny raharaham-pitsaboana.Hotsaboiko maimaimpoana ireo ory ary tsy hitaky saran'asa mihoatra noho ny rariny aho, tsy hiray tetika maizina na oviana na oviana ary na amin'iza na amin'iza aho mba hahazoana mizara ny karama mety ho azo.Raha tafiditra an-tranon'olona aho dia tsy hahita izay zava-miseho ao ny masoko, ka tanako ho ahy samy irery ny tsiambaratelo haboraka amiko ary ny asako tsy avelako hatao fitaovana hanatontosana zavatra mamoafady na hanamorana famitankeloka.Tsy ekeko ho efitra hanelanelana ny adidiko amin'ny olona tsaboiko ny antonjavatra ara-pinoana, ara-pirenena, ara-pirazanana, ara-pirehana ary ara-tsaranga.Hajaiko tanteraka ny ain'olombelona na dia vao notorontoronina aza, ary tsy hahazomampiasa ny fahalalako ho enti-manohitra ny lalàn'ny maha olona aho na dia vozonana aza.Manaja sy mankasitraka ireo mpampianatra ahy aho, ka hampita amin'ny taranany ny fahaizana noraisiko tamin'izy ireo.Ho toavin'ny mpiara-belona amiko anie aho raha mahatanteraka ny velirano nataoko.Ho rakotry ny henatra sy ho rabirabian'ireo mpitsabo namako kosa aho raha mivadika amin'izany.

JURAMENTO DE HIPOCRISIA

Na presença dos mestres desta Faculdade, dos meus colegas estudantes, perante a efígie de Hipócrates, prometo e juro, em nome do Ser Supremo, ser fiel às leis da honra e da probidade no exercício da Medicina. Prestarei os meus cuidados gratuitamente aos necessitados e nunca exigirei honorários acima do meu trabalho. Não participarei em qualquer divisão ilegal de honorários. Se eu for admitido no interior de uma casa, os meus olhos não verão o que lá se passa, a minha língua não falará dos segredos que me foram confiados e o meu estatuto não será utilizado para corromper a moral ou encorajar o crime. Manterei um respeito absoluto pela vida humana desde o momento da conceção. Mesmo sob ameaça, não permitirei que os meus conhecimentos médicos sejam utilizados contra as leis da humanidade.Respeitoso e grato aos meus mestres, devolverei aos seus filhos a instrução que recebi dos seus pais.Que os homens me estimem se eu for fiel às minhas promessas.Que serei envergonhado e desprezado pelos meus colegas se não o fizer.

LICENÇA PARA IMPRIMIR

LIDO E APROVADO

Diretor de tese (data, assinatura, carimbo)

VISTO E AUTORIZADO A IMPRIMIR

O Diretor da Faculdade de Medicina de Antsiranana
Nome e apelido: BARIHELY Bienvenido

Título da tese: " FACTORES SÓCIO-FAMILIARES QUE ESTÃO LIGADOS AO ABUSO DO CONSUMO DE CANNABIS VERIFICADO NO SERVIÇO DE PSIQUIATRIA DE MORAFENO "

Título: PSIQUIATRIA

Número de páginas: 58

Número de mesas: 10

Número de figuras: 19

Número de apêndices: 01Número de referências bibliográficas: 72

RESUMO

Justificação: *A cannabis é a substância ilícita mais consumida em todo o mundo e parece que os jovens são os mais preocupados com esse facto.*
Objetivo: *Descrever os factores sócio-familiares correlacionados com o consumo abusivo de cannabis e avaliar os tipos de substâncias associadas à cannabis.*
Métodos: *Trata-se de um estudo retrospetivo, descritivo e monocêntrico de doentes consumidores de cannabis durante 3 anos. O tratamento dos dados foi efectuado com recurso ao software Office Microsoft e Excel 2016.*
Resultados: *Dos 551 doentes internados, 137 consumiram cannabis, tendo sido selecionados 88. A idade média foi de 24,43 anos e a maioria é do sexo masculino (96,6%), sendo que 93,2% consumiram com o grupo de pares. Os seus consumos interessaram aos solteiros (80,7%), aos jovens de famílias monoparentais (63,6%) e aos trabalhadores (56,8%). A influência do grupo (62,5%) domina as causas de consumo. As substâncias associadas mais frequentemente observadas são o álcool e o tabaco (44,3%).*
Conclusão: *O consumo de cannabis causa um grande problema de saúde pública em Antsiranana e também em Madagáscar. Sabendo que os factores ligados a este consumo podem travar o seu progresso.*
Palavras-chave: *Cannabis, género masculino, jovem, solteiro, família monoparental, influência do grupo.*
Diretor da tese: *Professora RAHARIVELO Adeline*

Relator da tese: *Doutor ZANADAORY*
Endereço do autor : *Lot 255 MLE Lazaret Sud Antsiranana*

Nome completo: BARIHELY Bienvenido

Título da tese: "FACTORES SÓCIO-FAMILIARES RELACIONADOS COM O ABUSO DE DROGAS".

CANNABIS VISTA NO DEPARTAMENTO PSIQUIÁTRICO DE MORAFENO ANTSIRANANA "

Categoria : PSYCHIATRY

Número de páginas: 58

Número de mesas: 10

Número de figuras: 19

Número de apêndices: 01 Número de referências bibliográficas: 72

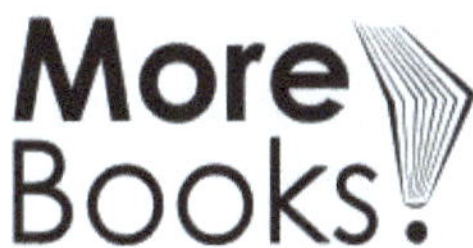
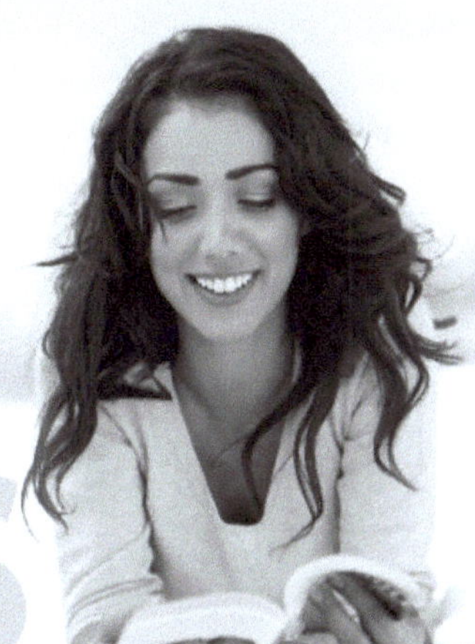

I want morebooks!

Buy your books fast and straightforward online - at one of world's fastest growing online book stores! Environmentally sound due to Print-on-Demand technologies.

Buy your books online at
www.morebooks.shop

Compre os seus livros mais rápido e diretamente na internet, em uma das livrarias on-line com o maior crescimento no mundo! Produção que protege o meio ambiente através das tecnologias de impressão sob demanda.

Compre os seus livros on-line em
www.morebooks.shop

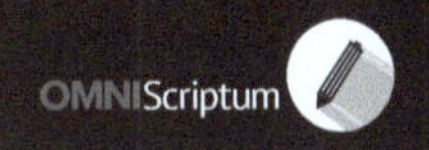

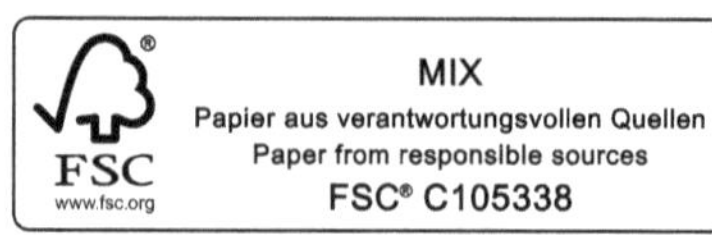

Printed by Books on Demand GmbH, Norderstedt / Germany